髋关节外科手术技术

Operative Techniques: Hip Arthritis Surgery

U0197230

骨科手术操作技术丛书

髋关节外科手术技术

Operative Techniques: Hip Arthritis Surgery

（平装版）

主　编　James P. Waddell

主　译　马金忠　朱力波

译　者　（按姓氏笔画排序）

马金忠　王建东　朱力波

陆海明　俞银贤　桑伟林

北京大学医学出版社
Peking University Medical Press

图书在版编目（CIP）数据

髋关节外科手术技术 / (加) 詹姆斯·沃德尔 (James P. Waddell) 著；
马金忠，朱力波主译. —北京：北京大学医学出版社，2017. 1
书名原文：OPERATIVE TECHNIQUES：HIP ARTHRITIS SURGERY
ISBN 978-7-5659-1498-0

Ⅰ. ①髋… Ⅱ. ①詹…②马…③朱… Ⅲ. ①髋关节–外科手术 Ⅳ. ①R687.4

中国版本图书馆CIP数据核字（2016）第255351号

北京市版权局著作权合同登记号：图字：01-2010-6991
ELSEVIER
Elsevier（Singapore）Pte Ltd.
3 Killiney Road，#08-01 Winsland House I, Singapore 239519
Tel：(65) 6349-0200；Fax：(65) 6733-1817

OPERATIVE TECHNIQUES：HIP ARTHRITIS SURGERY
James P. Waddell

Notice

髋关节外科手术技术（平装版）

主　　译：马金忠　朱力波
出版发行：北京大学医学出版社
地　　址：(100191) 北京市海淀区学院路38号　北京大学医学部院内
电　　话：发行部 010-82802230；图书邮购 010-82802495
网　　址：http://www.pumpress.com.cn
E-mail：booksale@bjmu.edu.cn
印　　刷：中煤（北京）印务有限公司
经　　销：新华书店
责任编辑：冯智勇　　责任校对：金彤文　　责任印制：李　啸
开　　本：710mm×1000mm　1/16　印张：20　字数：508千字
版　　次：2017年1月第1版　2017年1月第1次印刷
书　　号：ISBN 978-7-5659-1498-0
定　　价：118.00元

著者名单

Paul E. Beaulé, MD, FRCSC
Associate Professor, University of Ottawa; Head,
   Adult Reconstruction, The Ottawa Hospital,
   Ottawa, Ontario, Canada
   Hip Resurfacing Arthroplasty

Petros J. Boscainos, MD
Orthopaedic Clinical Fellow, University of Toronto,
   and Toronto East General Hospital; Research
   Fellow, Mount Sinai Hospital, Toronto, Ontario,
   Canada
   Rings and Cages

Robert B. Bourne, MD, FRCSC
Professor, Orthopaedic Surgery, University of
   Western Ontario, and London Health Sciences
   Centre, London, Ontario, Canada
   Direct Lateral Exposure

John A. F. Charity, MD
Robin Ling Hip Fellow, Princess Elizabeth
   Orthopaedic Centre, Royal Devon and
   Exeter NHS Foundation Trust, Exeter, Devon,
   United Kingdom
   Femoral Revision: Impaction Grafting

J. Roderick Davey, MD, FRCS(C)
Associate Professor, Department of Surgery,
   University of Toronto; Associate Director, Surgical
   Services, Head, Division of Orthopaedic Surgery,
   and Medical Director, Toronto Western Operating
   Rooms, University Health Network, Toronto,
   Ontario, Canada
   Direct Lateral Approach to the Hip

John H. Franklin, MD
Assistant Professor, Medical College of Georgia;
   Augusta Orthopaedics, Augusta, Georgia
   The Cemented Femoral Stem

**Graham A. Gie, MB, ChB, FRCS,
FRCSEd(Orth)**
Consultant Orthopaedic Surgeon, Princess Elizabeth
   Orthopaedic Centre, Royal Devon and
   Exeter NHS Foundation Trust, Exeter, Devon,
   United Kingdom
   Femoral Revision: Impaction Grafting

Allan E. Gross, MD, FRCSC
Professor of Surgery, Faculty of Medicine, University
   of Toronto; Orthopaedic Surgeon, Division of
   Orthopaedic Surgery, Mount Sinai Hospital,
   Toronto, Ontario, Canada
   Rings and Cages

**Mahmoud A. Hafez, MSc Orth, Dip SICOT,
FRCS Ed, MD**
Head of the Orthopaedic Department, Division of
   Surgery, Medical School, October 6 University,
   Cairo, Egypt; Formerly Arthroplasty Fellow, St.
   Michael's Hospital, University of Toronto, Toronto,
   Ontario, Canada
   **Templating for Primary Total Hip Arthroplasty;
   Digital Templating for Revision Total Hip
   Arthroplasty**

William J. Hart, MBBS, FRCS(Trauma & Orth)
Consultant Orthopaedic Surgeon, New Cross
   Hospital, Wolverhampton, United Kingdom
   The Cemented Acetabular Component

John P. Hodgkinson, MB, ChB, FRCS(Eng)
Honorary Lecturer Orthopaedics, University of
   Manchester, Manchester; Consultant Orthopaedic
   Surgeon, Washington Hospital, Wigan, Lancashire,
   United Kingdom
   The Cemented Acetabular Component

James L. Howard, MD
Adult Reconstruction Fellow, Mayo Clinic, Rochester,
   Minnesota
   **Minimally Invasive Total Hip Arthroplasty:
   Techniques and Results**

Oliver Keast-Butler, MBChB, FRCS(Orth)
Consultant Orthopaedic Surgeon, Conquest
   Hospital, Hastings, United Kingdom
   **Posterior Approach to the Hip; Femoral Stem
   Revision: Posterior Approach**

**Catherine F. Kellett, BSc(Hons), BM BCH,
FRCS(Tr & Orth)**
Orthopaedic Clinical Fellow, University of Toronto,
   and Mount Sinai Hospital, Toronto, Ontario,
   Canada
   Rings and Cages

Winston Y. Kim, MB, BCh, FRCS(Orth)
Former Fellow, Department of Orthopaedics,
   University of British Columbia, Vancouver, British
   Columbia, Canada
   Acetabular Cementless Revision

Jeremy S. Kudera, MD
Senior Resident, Mayo Clinic, Rochester, Minnesota
   Minimally Invasive Total Hip Arthroplasty:
      Techniques and Results

Jo-ann Lee, MS
Nurse Practitioner, Massachusetts General Hospital,
   Harvard University, Boston, and Newton Wellesley
   Hospital, Newton, Massachusetts
   Hip Arthroscopy

Steven J. MacDonald, MD, FRCS(C)
Associate Professor, Division of Orthopaedic Surgery,
   Department of Surgery, University of Western
   Ontario; Chief of Orthopaedics and Chief of
   Surgery, University Hospital, London, Ontario,
   Canada
   Cementless Femoral Stems

Henrik Malchau, MD, PhD
Associate Professor of Orthopedics, Harvard Medical
   School; Co-Director, Harris Orthopedic
   Biomechanics and Biomaterials Lab, and Attending
   Physician, Department of Orthopedics,
   Massachusetts General Hospital, Boston,
   Massachusetts
   The Cemented Femoral Stem

Bassam A. Masri, MD, FRCSC
Professor and Chairman, Department of
   Orthopaedics, University of British Columbia;
   Head, Department of Orthopaedics, Vancouver
   Acute Health Services, Vancouver, British
   Columbia, Canada
   Acetabular Cementless Revision

Wadih Y. Matar, MSc, MD
PGY-5 Resident Orthopaedic Surgery Division,
   Department of Surgery, University of Ottawa, and
   The Ottawa Hospital, Ottawa, Ontario, Canada
   Hip Resurfacing Arthroplasty

Joseph C. McCarthy, MD
Vice Chairman, Department of Orthopaedic Surgery,
   Massachusetts General Hospital, Harvard
   University; Director, Center for Joint Reconstructive
   Surgery, Newton Wellesley Hospital, Newton,
   Massachusetts
   Hip Arthroscopy

Michael B. Millis, MD
Associate Professor of Clinical Orthopaedic Surgery,
   Harvard Medical School; Director, Adolescent and
   Young Adult Hip Unit, Children's Hospital Boston,
   Boston, Massachusetts
   Bernese Periacetabular Osteotomy

Wayne G. Paprosky, MD
Associate Professor, Orthopaedic Surgery,
   Rush University Medical Center, Chicago;
   Attending Physician, Central DuPage Hospital,
   Winfield, Illinois
   Extended Trochanteric Osteotomy:
      Posterior Approach

Michael D. Ries, MD
Professor of Orthopaedic Surgery, and Chief of
   Arthroplasty, University of California, San
   Francisco, San Francisco, California
   Cementless Acetabular Cup Technique

Emil H. Schemitsch, MD, FRCS(C)
Professor of Orthopaedics, and Head, Division of
   Orthopaedic Surgery, Department of Surgery, St.
   Michael's Hospital, University of Toronto, Toronto,
   Ontario, Canada
   Templating for Primary Total Hip Arthroplasty;
      Digital Templating for Revision Total Hip
      Arthroplasty

Scott M. Sporer, MD, MS
Associate Professor, Orthopaedic Surgery,
   Rush University Medical Center, Chicago;
   Attending Physician, Central DuPage Hospital,
   Winfield, Illinois
   Extended Trochanteric Osteotomy: Posterior
      Approach

A. John Timperley, MB, ChB, FRCSEd, DPhil
Consultant Orthopaedic Surgeon,
   Princess Elizabeth Orthopaedic Centre, Royal
   Devon and Exeter NHS Foundation Trust, Exeter,
   Devon, United Kingdom
   Femoral Revision: Impaction Grafting

Robert T. Trousdale, MD
Professor of Orthopedics, Mayo Clinic, Rochester,
   Minnesota
   Minimally Invasive Total Hip Arthroplasty:
      Techniques and Results

Nezar S. Tumia, MBBCh, FRCS(Tr&Orth), MD
Fellow in Orthopaedic Surgery, St. Michael's
   Hospital, Toronto, Ontario, Canada
   Intertrochanteric Femoral Osteotomy

James P. Waddell, MD, FRCSC
Professor, Division of Orthopaedic Surgery,
   University of Toronto; Staff Surgeon, St. Michael's
   Hospital; Head, Holland Orthopaedic & Arthritic
   Centre, Toronto, Ontario, Canada
   Intertrochanteric Femoral Osteotomy; Posterior
      Approach to the Hip; Femoral Stem Revision:
      Posterior Approach

Claire F. Young, MB, ChB,
FRCS(Tr & Orth)
Consultant Orthopaedic Surgeon, Cumberland
   Infirmary, Carlisle, United Kingdom
   Cementless Femoral Stems

译者前言

在我的几位同事兼好友的共同努力下，经过近一年的翻译、整理和校对工作，《髋关节外科手术技术》（*Hip Arthritis Surgery*）一书终于要出版了。还记得4年前，我在加拿大多伦多大学附属 St. Michael 医院留学、进修期间，在James P. Waddell教授的指导下，我对人工关节外科领域的认识有了很大的提高。回国后，我也一直希望将自己在国外看到、学到的先进理念和技术与我的同事和学生们分享。恰逢Waddell教授主编的《髋关节外科手术技术》一书出版，经Waddell教授和原出版社的同意并得到他们的鼓励，我们将此书译成中文，相信译本的出版可以使关节外科的同行们更系统地了解髋关节手术的技术要点。

James P. Waddell教授是世界著名的人工关节外科大师之一，毕生从事人工关节假体的研制、临床手术操作的研究。他曾担任加拿大骨科协会主席，多伦多大学骨科学系主任、教授，多伦多大学附属 St. Michael 医院骨科主任、教授。由Waddell教授主编的《髋关节外科手术技术》一书系统地介绍了各种髋关节手术的适应证、禁忌证和手术步骤等，更难能可贵的是，它汇集了许多著名关节外科专家多年的临床经验。本书详细列举了手术过程的每一步可能遇到的问题、需要的特殊手术器械和解决方法，图文并茂，对从事关节外科工作的同行们非常有益。

我要再次感谢我们关节外科团队的所有医生，正是由于他们辛勤的付出才使得本书能够顺利出版。由于本书内容较多，加之我们水平有限，难免存在不妥之处，望广大读者不吝批评指正。

马金忠

上海交通大学附属第一人民医院关节外科

原著序

在过去的40年中，髋关节疾病的治疗取得了很大进步。这不仅体现在髋关节置换术已经成为最成功的手术之一，并将继续发展；而且在过去的10年中，随着新型人工关节材料的快速研发、设计和应用，髋关节表面置换被重新应用于临床。另外，关节病早期进行非关节置换治疗可推迟患者行人工关节置换的时间。

James P. Waddell教授召集了一批知识渊博、经验丰富的髋关节重建医生编写了这部优秀的著作，其中包含了当今最重要且已证实的手术技术，为那些致力于学习髋关节手术原则的医生接受再教育做出了贡献。Waddell医生非常适合承担这项关于髋关节手术技术的编写工作，因为他长期从事下肢重建手术，而且在担任多伦多大学外科和骨科主任期间长期投身于教育工作。

本书每个章节的重点均简明突出，讲解循序渐进，插图精美，且对手术技术有重点参考文献进行注解。本书对于医学生、住院医师、主治医师，甚至对髋关节疾患的治疗有强烈知情渴望的患者都有重要的价值。

Harlan C. Amstutz, MD
Emeritus Professor
Orthopaedic Surgery
UCLA School of Medicine
Medical Director
Joint Replacement Institute
St. Vincent Medical Center
Los Angeles, California

原著前言

成人髋关节手术在矫形外科中占有特殊地位。骨科医生先前已认识到关节炎会导致髋关节功能丧失，并设计了很多早期的骨科手术方法来治疗这一可能致残的疾病。截骨术、部分关节置换术、植入式关节成形术和最终的全关节置换术等方法都曾引领成人髋关节疾病的手术治疗。

随着对先天畸形或儿童期疾病引起的髋关节结构异常与成人髋关节炎之间关系了解的深入，人们期望通过手术矫正这些潜在的畸形，以避免后期出现成人髋关节炎。

随着髋关节手术的日益普及，复杂病例越来越多。显然，手术技术对于手术的成功与否非常关键。因此，临床医生一直很重视髋关节手术技术。技术的熟练程度与手术的持续时间有着直接的联系。

正是由于这个原因，我愉快地接受了Elsevier出版社的邀请，编写了这套手术技术丛书中的成人髋关节分册。非常重要的是，本书各章节的编写者都具有杰出的学术水平，很多已发表的成果可以证明他们所做手术的临床效果，而且他们渴望告诉同行这些具有挑战性手术的技术要点。

如我所愿，本书具有很高的质量，插图和文字说明紧密结合，能更好地描述手术过程。

我诚挚地感谢所有为本书的成功出版付出巨大努力的编者们。特别要感谢Elsevier出版社Kimberly Murphy提出的观点和指导，还要感谢Berta Steiner认真严格的编辑。

我很高兴能参与本书的编写工作，并希望各位读者能从中获益。

James P. Waddell, MD, FRCSC

目　录

第三部分（Ⅲ） 全髋关节翻修：技术

第一部分

非关节置换手术

1 | 髋关节镜手术

Joseph C. McCarthy 和 Jo-ann Lee

注意事项

- 绝对禁忌证
  - 其他原因引起的髋关节疼痛，如腰椎压缩性骨折。
  - 没有机械性症状的骨坏死或滑膜炎。
  - 皮肤病变急性期或有溃疡形成，尤其是位于手术入路区域者。
  - 感染合并骨髓炎或脓肿形成时。
  - 晚期骨关节炎、Ⅲ度或Ⅳ度异位骨化、关节强直和明显的关节内陷症。

争议

- 病态肥胖是髋关节镜手术的相对禁忌证，不仅因为暴露受限，还因为到达深凹的关节部位需要较长的关节镜器械。
- 中度髋关节发育不良在进行关节镜手术前需要进行仔细的判断和评估。
- 进行关节镜手术的患者必须主诉有反复出现的髋关节症状，体格检查发现功能受限，同时伴有一段时间的关节摩擦声、交锁、弯曲等机械性症状。

治疗选择

- 外侧入路
- 仰卧位入路

手术指征

- 盂唇撕裂。
- 软骨病变。
- 关节游离体。
- 滑膜疾病：滑膜软骨瘤病，色素绒毛结节性滑膜炎。
- 创伤。
- 结晶性疾病（痛风，假性痛风）。
- 已行全髋关节置换术。
- 早期骨坏死。
- 有临床症状的髋关节撞击症。

检查/影像学

- 体格检查可以发现McCarthy试验阳性；髋关节屈曲、内收、内旋时腹股沟区出现疼痛；对抗直腿抬高试验时腹股沟区疼痛。
- 钆增强关节造影磁共振检查可提高髋关节内病变的检出率。图1箭头所示为髋臼盂唇撕裂。

手术解剖

- 股骨头深凹于骨性髋臼内，髋关节被厚实的纤维关节囊及肌肉组织所包裹，邻近坐骨神经、股外侧皮神经和股血管神经结构。
- 透视可以确定股骨头相对于髋臼的分离程度。
  - 股骨头与髋臼的分离力使关节腔内产生负压，可用一根6in（1in=2.54cm）18号规格大小的脊髓麻醉针（连尼龙线）穿刺以释放关节内的负压，必要时可注入造影剂。穿刺时从大粗隆上方进针，沿髋臼切线方向刺入，穿入关节囊时可感觉到突破感。
  - 再取一根6in 18号规格大小的脊髓麻醉针刺入关节囊内，然后由其中一根针向关节腔内注入约30~40ml生理盐水。若生理盐水从另一根针流出，则可以证实两根针均位于关节内。

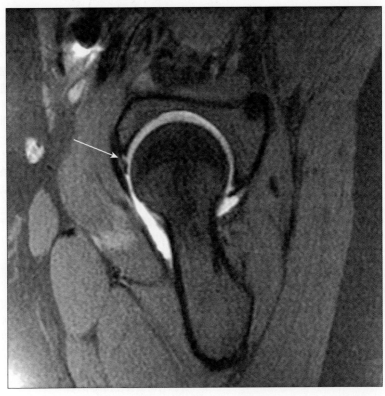

图1

手术要点

- 使用关节牵开器可以避免关节过度牵开。
- 必须保证有至少8~10mm的关节间隙才能使关节镜器械顺利置入。
- 全身麻醉使骨骼肌充分松弛，可以减少牵开髋关节所需的作用力。
- 大多数髋关节镜手术所需轴向牵引力约为25~100lb（1lb=0.454kg）。

注意事项

- 充分的关节牵开不仅有利于手术视野的暴露，也可以避免软骨面的磨损。
- 应避免一次牵开髋关节时间超过1小时。
- 术中不慎突然松开牵引会导致关节软骨的损伤或引起关节镜器械断裂。

所需器械

- Innomed 公司（美国乔治亚州，萨凡纳）可提供专用的髋关节牵开器。

争议

- 手术医生大多习惯于将患者置于侧卧位。

体位

- 外侧入路时，将患者置于侧卧位并使患侧髋关节位于上方。由于大部分关节内病变发生于髋关节的前1/4部分，所以一般可以比较容易地通过外侧入路的两个操作口完成手术。手术医师可以使用改良的骨折手术床进行手术或者使用常规手术床结合专用髋关节牵开器进行操作（图2）。
- 关节牵开必须充分，以使股骨头离开髋臼，这样才能使关节镜器械到达关节的深部。
- 牵引前，在会阴部应放置有充分衬垫的档杆。
- 通过足跟部良好的衬垫和牢固固定进行轴向牵引。调整牵引装置，使足位于中立位，注意后足部的内翻和外翻，从而避免踝关节内侧或外侧韧带结构承受过度应力。
- 牵引时下肢外展于0°~20°之间，这取决于患者股骨颈的颈干角和髋臼深度，然后将髋关节前屈约10°~20°。

入路/显露

- 外侧入路（图3）
  - 皮肤切口应表浅，避免穿透皮下脂肪层。然后，使用钝性套管穿透脂肪层、筋膜和肌肉组织。这种方法可以避免神经血管和肌肉组织被锐性器械损伤，也可以避免更换器械时的重复损伤。
  - 穿刺时所需要的压力因患者不同或关节囊穿刺部位不同而异。有时需要使用关节镜。
- 粗隆旁前上入路
  - 粗隆旁前上入路可以很好地观察到股骨头、股骨颈前方、前方盂唇及关节轮匝肌下方的滑膜组织。结合粗隆后上方入路，此入路非常有利于关节镜器械放入和处理前部盂唇病变及髋臼软骨病变。

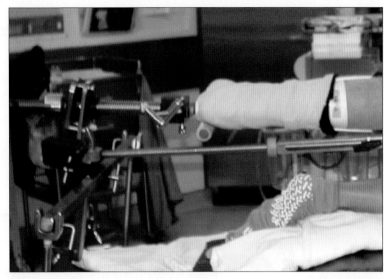

图2

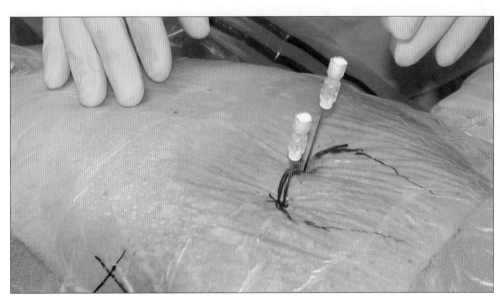

图3

- 关节镜套管应朝向髋臼中心凹处，并尽可能靠近股骨头。
- 此入路进入髋关节前越过前方肌肉肌腱的交界部，包括臀中肌、臀小肌肌腱和前关节囊。

■ 粗隆旁后上方入路

- 粗隆旁后上方入路主要用来观察后关节囊、后方盂唇及股骨头后侧部分。

手术要点

- 粗隆旁入路穿过数个肌肉平面，要避免损伤股外侧皮神经。尽量穿刺髋关节上方关节囊，因为此部位相对较薄弱。

- 影像透视对于变换入路通道有一定帮助。后外侧入路是非常安全的，通过直视下进入更便于确认在关节内的位置，但往往需要事先经前外侧入路放置摄像镜头。

注意事项

- 粗隆旁前上方入路最容易损伤臀上神经，它位于大粗隆上方约4～6cm处。

- 粗隆旁后上方入路放置套管时应稍靠前上方，避免偏向后方而损伤坐骨神经。当髋关节屈曲超过20°时，由于坐骨神经前移，此时容易造成损伤。同样，股骨外旋使大粗隆后移会使套管偏向后侧，也容易损伤坐骨神经。正是由于这些原因，此入路穿入穿刺针或套管时，应将大腿置于中立位或轻度内旋位。

所需器械

- 大多数情况下，标准的30°关节镜头可以观察到髋关节内的大部分结构，然而有时宜用70°关节镜头。

- 伸缩式套管有利于较大关节游离体的摘除和成角穿刺针的使用。

- 各种探棒和探钩可用于关节内结构的探查。

- 已设计出各种式样的专用于髋关节镜手术的长吸引针。

- 超长机械式刨削器可用于对盂唇撕裂进行清创处理。

- 带凸面或凹面的弧形刨削器可改善对股骨头凸面的处理。

- 不加护套的钻孔器可以用来进行骨切除。

- 可精确调控温度和凝固止血的韧性射频器可用于对软骨损伤及盂唇撕裂的清理。

- 此入路的进针点位于粗隆上缘中后1/3交界处，基本上与粗隆旁前入路相对应。
- 粗隆后方入路的正确位置是穿过臀中肌肌肉肌腱交界处的后缘。

手术步骤

第一步

- 先常规检查中央间室。
- 盂唇是髋关节的一个重要解剖结构，它具有许多功能。所以，在切除或固定盂唇撕裂时（图4，箭头所示），应采用最小的微创方法。
- 盂唇撕裂的关节镜治疗是指经过正确清创获得稳定的基底部和健康组织，同时保留关节囊盂唇组织。

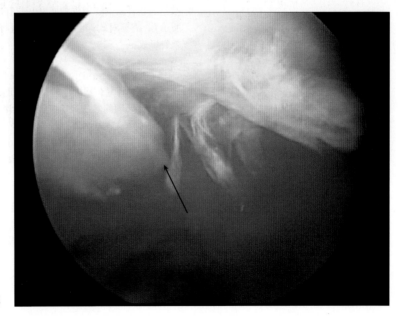

图4

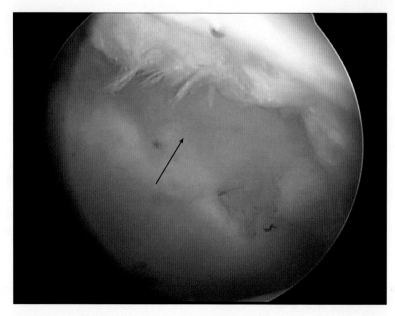

图5

所需器械

- 直或弧形的超长刨削器，可用于对盂唇撕裂进行清理。

所需器械

- 软骨碎片的清理需要用直或弧形的刨削器、带角度的篮钳，以及直或可曲式电热工具。
- 用直或成角的探棒处理软骨微小骨折病灶。

手术要点

- 应首先处理中央间室，再处理周围间室。

第二步

- 掀起的软骨瓣需要做软骨成形，若有全层软骨缺失（图5，箭头所示），需要对软骨下骨质钻孔或进行微骨折处理，以促进纤维软骨形成。

第三步

- 先处理中央间室，然后再检查周围间室。
- 若需要对周围间室进行手术处理，则需要松开牵引，并将髋关节屈曲30°～45°。
- 有时在周围间隙可发现游离体（图6，箭头所示）。在关节镜辅助下，也可以通过关节外间隙将其取出。

术后处理及预后

- 术后大部分患者需要扶拐2～7天。症状允许，则可逐渐过渡到完全负重。
- 大部分患者在术后24～48小时便能驾驶汽车。

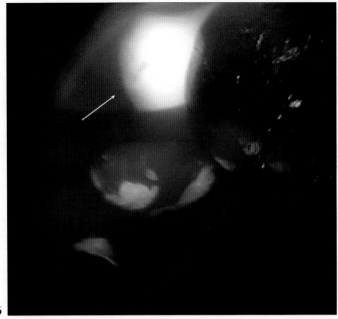

图6

注意事项

- 在对引起撞击症的骨质或骨赘进行切除时，需仔细选择切除范围。切除骨质必须足够，以解除症状，但也不能过多，以免引起骨折。
- 不要切除股骨头后侧部分，以免损伤股骨头血供、造成股骨头缺血性坏死。

所需器械

- 关节游离体可用髋关节镜专用的各种长吸引针同时进行切割和吸除。
- 用直或弧形的超长刨削器对滑膜进行选择性部分切除。
- 引起撞击症的骨赘可在关节镜指引下用磨钻切除。

手术要点

- 随着症状改善，可以逐渐增加活动量，包括步行、使用固定的自行车或在拆除缝线后尝试游泳运动。

注意事项

- 6周内避免扭转及旋转活动，否则会产生剧烈疼痛，直到术后肿胀消退。
- 会阴区（包括阴道和阴茎）或足部麻木可能持续数天到数周。这是由于牵引导致的神经麻痹引起。如同膝关节止血带引起神经麻痹一样，随着时间推移，这种麻痹会逐渐改善。
- 其他需要避免的运动包括使用滑雪工具、下肢力量健身器械和深蹲。

（桑伟林　译　马金忠　校）

相关文献

Byrd JW. Hip arthroscopy utilizing the supine position. Arthroscopy. 1994;10:275–80.

The supine position in arthroscopic hip surgery is performed on a standard fracture table with fluoroscopy. Traction is used to distract the hip for introduction of the instruments. Three standard arthroscopic portals are routinely used.

Glick JM. Hip arthroscopy using the lateral approach. Instr Course Lect. 1988;37:223–31.

Hip arthroscopy provides complete visualization of the joint space using a direct lateral approach over the greater trochanter, with the patient in the lateral decubitus position. The involved leg is held in an abducted and flexed position with traction by pulleys hung overhead.

McCarthy JC, Lee JA. Acetabular dysplasia: a paradigm of arthroscopic examination of chondral injuries. Clin Orthop. 2002;122–8.

Mild uncovering of the anterior femoral head subjects the labrum to increased load and potential susceptibility to tearing most frequently anteriorly. The findings in the current study support the concept that labral disruption frequently is a predecessor in the continuum of degenerative joint disease.

McCarthy JC, Lee JA. Hip arthroscopy: indications, outcomes, and complications. Instr Course Lect. 2006;55:301–8.

Hip arthroscopy is technically demanding and requires special distraction tools and operating equipment. With proper patient selection hip arthroscopy can successfully manage numerous intra-articular conditions such as labral and chondral injuries, loose bodies, foreign bodies and synovial conditions.

McCarthy JC, Noble PC, Schuck MR, Wright J, Lee J. The Otto E. Aufranc Award: The role of labral lesions to development of early degenerative hip disease. Clin Orthop. 2001;25–37.

Arthroscopic and anatomic observations support the concept that labral disruption and degenerative joint disease are frequently part of a continuum of joint disease.

2 | 股骨粗隆间截骨术

Nezar S. Tumia 和 James P. Waddell

手术指征

- 粗隆间截骨手术成功的关键是患者的选择。患者年龄必须小于50岁，生活积极，并且对于手术目的有清晰和现实的认识。
- 许多有症状的髋关节病变是粗隆间截骨的适应证。

内翻截骨

- 股骨头缺血性坏死行粗隆间外翻截骨，可使股骨头部病变灶离开关节负重区（图1A），使相对正常的股骨头接触髋臼，还可同时调整矢状面屈曲和伸展。
- 髋关节发育不良（图2），尤其是早期且合并髋外翻畸形者，可以进行内翻截骨矫形术（Santore等，2006）。
  - 髋关节发育不良的情况下，髋关节反作用力集中在很小的接触面上（图3A）。
  - 内翻截骨时（图3B），外展肌力臂延长可以减小关节内的作用力。关节的接触面积增大，由于髋关节周围肌肉止点向近端移动，故肌肉张力降低。

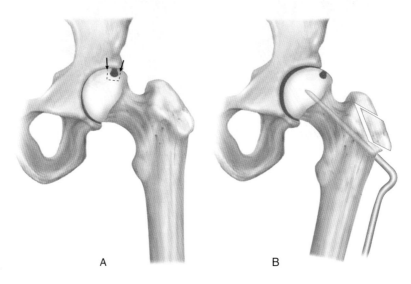

图1   A   B

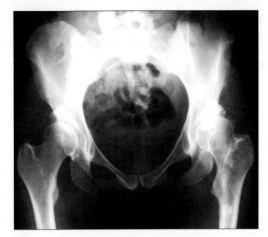

图2

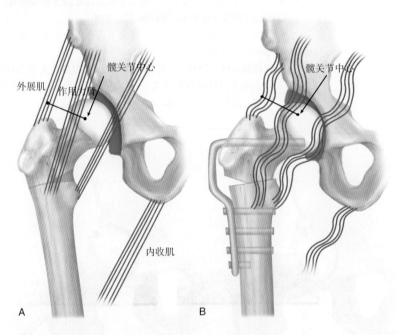

图3

外展肌 作用力臂 髋关节中心 髋关节中心

内收肌

A   B

所需器械

- 内翻截骨常使用90°钢板。其他内固定比如95°动力髁钢板也经常使用。
- 外翻截骨时常使用120°或110°钢板。

第二步

- 将第二根克氏针置于股外侧肌嵴近端预计放置钢板的位置上，经过透视确定克氏针的位置。
- 第二根克氏针与第一根克氏针的角度取决于矫形的角度以及截骨后内固定物的选择。例如：
  - 如果需要20°内翻矫形，第二根克氏针与第一根成20°，与股骨干成70°（图13A）。
  - 如果需要30°外翻矫形，第二根克氏针则置于钢板位置上，与第一根克氏针平行（图13B）。这样在使用120°角钢板内固定时，将钢板置于股骨干上时，可获得30°外翻矫形（120°－90°＝30°）。

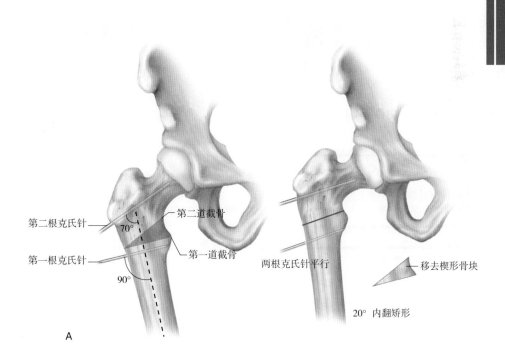

图13

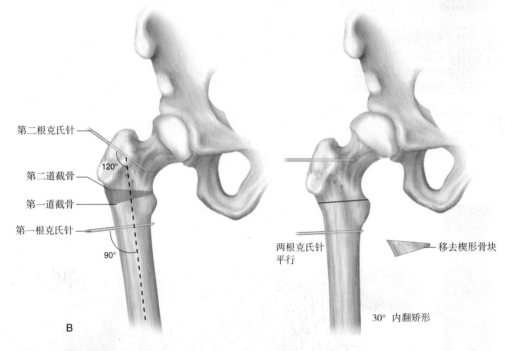

第二根克氏针

120°

第二道截骨

第一道截骨

第一根克氏针

90°

两根克氏针
平行

移去楔形骨块

30° 内翻矫形

B

图13（续）

第三步

■ 钢板刃片的长度取决于测深器对骨内第二根克氏针的测量结果。

■ 骨凿沿第二根克氏针放入，必须在透视下进行操作，直到钢板最终位置确定。

■ 仔细核对骨凿的旋转角度，以使钢板置入时可贴于外侧皮质上。

第四步

■ 沿第一根克氏针用电锯作股骨截骨。持续用水冲洗，以避免发生周围组织热坏死。

■ 如果期望对股骨做屈曲或后伸矫形，那么分别在前方或后方作一楔形截骨。

第五步

■ 用一骨凿使股骨近端移位，从而获得术前计划的矫形。用电锯在近侧股骨内侧皮质锯下一小块骨质，使截骨端获得最大接触面积。用骨折复位钳把持近端股骨。

注意事项

- 当对近侧股骨进行移位时，必须注意将来进行人工关节置换时假体柄要与髓腔匹配。所以，截骨处的横向移位应尽量小。

- 应避免截骨部位分离移位，往往在内翻截骨时较外翻截骨更易发生。

- 在透视下移去骨凿，放入角钢板。
- 当钢板放置到位后，在近端骨块上拧入一4.5mm螺钉。
- 用持骨钳将钢板固定于股骨干上，然后将剩下的螺钉拧入。
- 透视确认，同时检查髋关节活动范围。
- 图14显示一髋关节发育不良粗隆间内翻截骨矫形。
  - 术前在左侧股骨X线片上进行画图测量（图14A）。在外展情况下，股骨头获得良好的覆盖。颈干角为150°，因此需要进行15°矫形。

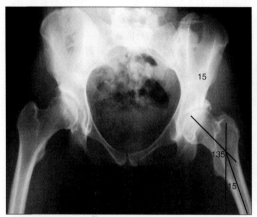

A

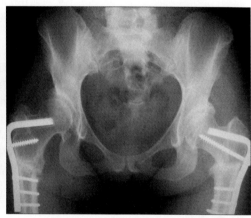

B

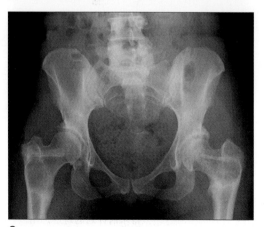

C

图14

- 图14B 显示术后X线片见股骨头很好地包容于髋臼内。
- 截骨完全愈合后，金属内固定被去除（图14C）。注意股骨髓腔仍然保持了较好的对线，以便于将来进行人工关节置换。

术后处理及预后

- 术后第一天，患者便可开始扶拐活动，脚尖触地负重活动持续6周。

- 第二个6周时，只要患者能耐受，便可逐渐增加负重。在这一时期，也可进行髋关节屈曲及外展练习。进行外翻截骨的患者，可以更早地开始完全负重。

- 尽管目前还存在争议，许多医疗机构常规术后18个月去除钢板内固定。

- 可能存在的并发症，如术中骨折、固定丢失、骨折不愈合等，一般不多见（lwase等，1996）。术前必须告知患者发生术后肢体不等长、跛行不能改善或加重的可能。

- 一般来讲，髋关节病变轻且病例选择适当的情况下，股骨截骨可取得较好的手术效果。文献报道超过70%的患者在接受内翻截骨术后效果满意（lwase等，1996；Pellicci等，1991）。

- 外翻截骨相对更不具有可预知性或不如内翻截骨令人满意。文献报道对于髋关节发育不良和特发性髋关节炎患者进行外翻截骨术，对结果满意的患者不足50%和40%（Perlau等，1996）。然而，外翻截骨术对于股骨颈骨折不愈合的病例取得了令人非常满意的结果（Marti等，1989）。

（桑伟林 译 马金忠 校）

相关文献

D'Souza SR, Sadiq S, New AM, Northmore-Ball MD. Proximal femoral osteotomy as the primary operation for young adults who have osteoarthrosis of the hip. J Bone Joint Surg Am. 1998;80:1428–38.

A retrospective study of 25 hips in 23 patients with an average follow-up of 7 years. (Level III evidence)

Iwase T, Hasegawa Y, Kawamoto K, Iwasada S, Yamada K, Iwata H. Twenty years' followup of intertrochanteric osteotomy for treatment of the dysplastic hip. Clin Orthop Relat Res. 1996;(331):245–55.

A cohort study of 110 hips in 95 patients over a mean follow-up of 20 years. (Level III evidence)

Lequesne M, De Seze S. False profile of the pelvis: a new radiographic incidence for the study of the hip. Its use in dysplasias and different coxopathies. Rev Rhum Mal Osteoartic. 1961;28:643–52.

Marti RK, Schuller HM, Raaymakers EL. Intertrochanteric osteotomy for non-union of the femoral neck. J Bone Joint Surg Br. 1989;71:782–7.

A cohort study of 50 patients over an average follow-up of 7.1 years. (Level III evidence)

Pellicci PM, Hu S, Garvin KL, Salvati EA, Wilson PD Jr. Varus rotational femoral osteotomies in adults with hip dysplasia. Clin Orthop. 1991;(272):162–6.

A cohort study of 56 hips in 48 patients over a mean follow-up of 12.5 years. (Level III evidence)

Perlau R, Wilson MG, Poss R. Isolated proximal femoral osteotomy for treatment of residua of congenital dysplasia or idiopathic osteoarthrosis of the hip: five to ten-year results. J Bone Joint Surg Am. 1996;78:1462–7.

A retrospective study of 34 hips in 33 patients over a mean follow-up of 6.1 years. (Level III evidence)

Sanchez-Sotelo J, Berry DJ, Trousdale RT, Cabanela ME. Surgical treatment of developmental dysplasia of the hip in adults: I. Nonarthroplasty options. J Am Acad Orthop Surg. 2002;10:321–33.

A review of non-joint replacement treatment of mild to moderate symptomatic hip dysplasia in young adults. (Level IV evidence [review article])

Santore RF, Turgeon TR, Phillips WF 3rd, Kantor SR. Pelvic and femoral osteotomy in the treatment of hip disease in the young adult. Instr Course Lect. 2006;55: 131–44.

A review article detailing the authors extensive experience in the treatment of mild to moderate hip arthritis by means of both femoral and pelvic osteotomy with detailed results. (Level IV evidence [review article])

3 | Bernese 髋臼周围截骨术

Michael B. Millis

导 言

- Bernese髋臼周围截骨术是一种改变髋臼方向的手术，它通过一系列相互连接的截骨使髋臼游离，但不影响髋臼后柱。
- 该手术可以不切断外展肌，也可以与前方关节切开术相结合，进行关节内手术。稳定的固定允许术后早期活动。
- 在北美洲和欧洲大部分地区，Bernese髋臼周围截骨术是治疗成人髋关节发育不良最常用的髋臼改向截骨手术（图 1A至D）。

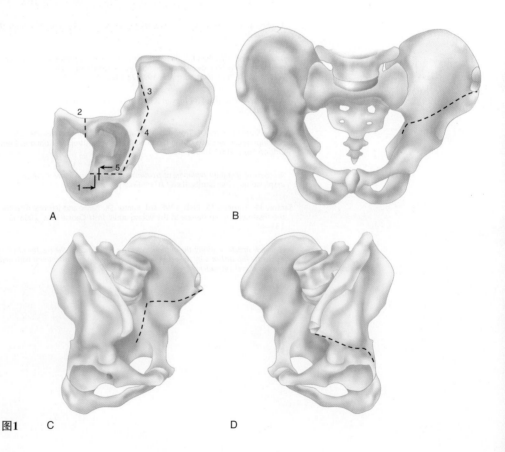

图1　A　B　C　D

注意事项

- 后柱截骨会影响骨骼发育。
- 股骨髋臼不匹配。
- 严重骨关节病。

争议

- 相对适应证为老年中度骨关节病患者，对于他们来讲关节置换也是一种选择。

手术指征

- 与症状一致的髋臼发育不良伴轻到中度骨关节病的成年患者。

检查/影像学

体格检查

- 活动度
  - 髋关节屈伸被动活动范围。
  - 活动范围受限提示存在关节病。
- 前方撞击试验
  - 髋关节屈曲、内收和内旋产生腹股沟区疼痛提示髋臼前方病变（图2）。
  - 该试验阳性提示髋臼前缘组织损伤，并非特异地提示盂唇撕裂。

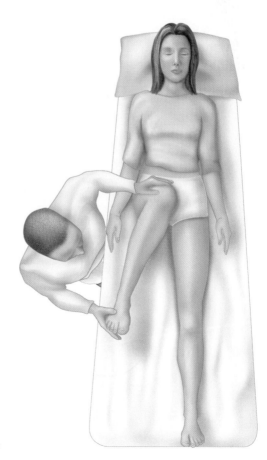

图2

治疗选择

- 保留关节的手术：同时患有轻度髋臼发育不良和轻到中度近端股骨畸形的患者，近端股骨改向截骨术也可以作为一种选择。一般来讲，在同时伴有轻到中度髋臼和股骨畸形的患者，髋臼改向可以使髋臼对线更符合生理情况，临床效果也较股骨截骨好，因为后者没有纠正髋臼畸形。

- 恐惧试验
  - 髋关节伸直、内收和外旋产生不适感提示关节前方不稳，髋臼前方覆盖不良（图3）。
  - 该试验阳性提示前方不稳，大多数髋臼发育不良患者该试验阳性。
- 自行车试验
  - 反复进行骑自行车活动，尤其在足部给予一定阻力会产生外展肌疲劳。外展肌可触及紧张（图4）。
  - 该试验阳性提示外展肌过度疲劳，大部分髋臼发育不良患者该试验阳性。

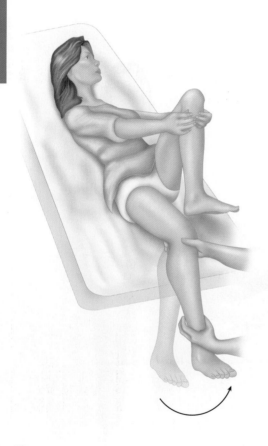

图3

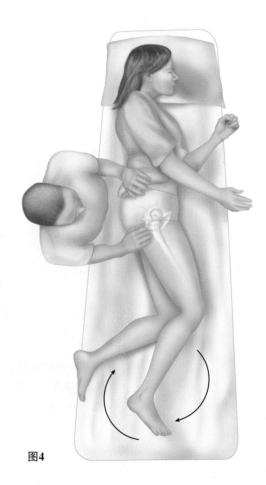

图4

治疗选择（续）

- Chiari 骨盆截骨：Chiari截骨是利用髂骨支撑关节囊的稳定手术，并不为覆盖透明软骨的股骨头提供支撑。Chiari截骨对于中度髋关节发育不良有用，但由于它没有对覆盖于股骨头上的髋臼进行生理重建，故难以取得长期满意的临床效果。

- 全髋关节置换术：对于老年患者及髋关节病变较严重的病例，全髋关节置换是一种理想的选择。

X线平片

- 以股骨头为中心站立前后位骨盆平片是标准的X线摄片（图 5A）。
  - 通过测量中心边缘角及负重线倾斜角，可以评估股骨髋臼匹配程度或发育不良的情况。大部分髋关节发育不良患者中心边缘角小于15°（正常最低限为25°）。正常髋臼顶斜角的上限约为10°，大部分髋关节发育不良患者的顶斜角大于15°。
  - 通过对髋臼前后缘交汇点的观察粗略估计髋臼倾斜情况。如果交汇点位于负重区外侧缘，则是正常的前倾髋臼。若交汇点偏内侧，则提示髋臼后倾。
- 向外侧倾斜65°站立位摄片即髋臼矢状面X线片，可以观察到股骨头前方髋臼覆盖度。前方的中心边缘角低限为20°（图5B）。
- von Rosen 摄片（仰卧位屈曲、外展、内旋）。
  - 这种摄片方法是一种选择性功能摄片，用来模拟髋臼或股骨改向后的覆盖度情况。
  - 对于髋关节被动活动受限者和怀疑髋关节不匹配时，非常有帮助。

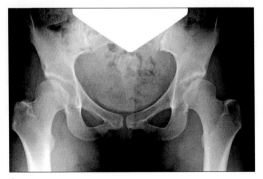

A   B

图5

MRI

- 用钆进行对比增强更有帮助。
- 可以直接显示盂唇和关节软骨，用来观察盂唇病变和髋臼软骨情况。尤其对于一些关节病变早期，比如髋关节发育不良，软骨已严重受损，但其厚度仍然正常时，更有价值（图6）。

手术解剖

- 必须对前方Smith-Petersen 入路的软组织和骨性解剖有详细的了解和认识（图7）。暴露髋臼上方髂骨和关节囊时，需小心保护股外侧皮神经，它从缝匠肌和阔筋膜张肌之间穿过。
- 股神经及血管结构位于髂腰肌腱前内侧，如果注意保护髂腰肌肌腱的完整性，且在髋关节前内侧切开时髋关节屈曲内收，可以保护股神经血管结构免受损伤。
- 坐骨神经从坐骨大切迹穿出骨盆并向远侧走行，在坐骨切迹后外侧到达髋关节部位。要保护坐骨神经首先要避免直接切断坐骨切迹，同时在对髋臼后柱截骨经过坐骨时，保持髋关节相对伸直和外展。

注意事项（续）

● 为了避免损伤旋股内侧动脉，截骨钢板必须置于髋臼远端、闭孔外肌腱近端。

手术步骤

第一步：截骨1

■ 将成角分叉的骨凿放入坐骨髋臼下缘的沟内，即髋关节囊下方闭孔外肌腱近端，进行坐骨截骨（图11A至C，也见图1）。

所需器械

● 使用成角分叉的骨凿，例如Ganz截骨刀，进行坐骨截骨，因为成角的形状有利于对坚硬的坐骨骨质截骨时进行良好的控制。

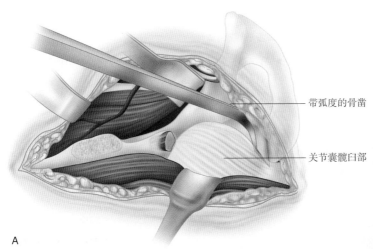
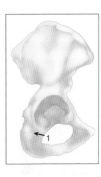

带弧度的骨凿

关节囊髋臼部

A

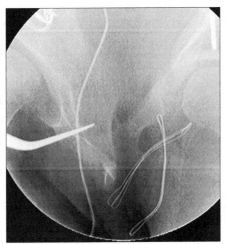
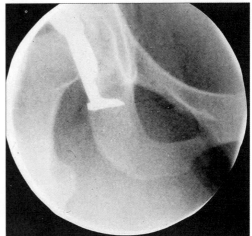

图11　　B　　　　　　　　　　　　　　　C

- 髋关节屈曲和内收，将骨凿置于腰大肌腱和髋关节囊之间的间隙。
- 骨凿从前方指向后方，在髋关节下方至少保留5~7cm骨质。
- 骨凿深度约为2cm。

第二步：截骨2

- 第二步截骨截断耻骨上支，恰位于髂耻结节内侧（图12A和B），可以使用直的骨凿或线锯。

注意事项

- 在进行截骨时，需要仔细保护耻
  骨上支浅部及深部的神经和血管
  结构。髋关节屈曲和内收。

所需器械

- 钝Hohmann拉钩或Rang拉钩对于
  显露耻骨上支和保护闭孔结构非
  常有用。

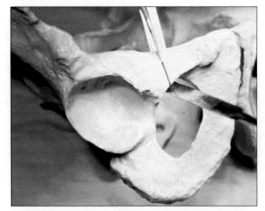

A

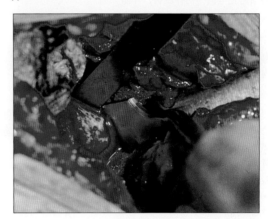

B

图12

- 先在髂骨外侧作一小切口，以放入一尖齿Hohmann拉钩，保护外展肌，以免使用摆锯时造成损伤。在内侧，放置一反向Hohmann拉钩，保护髂骨内侧骨膜。术中透视非常重要，可用来证实电锯方向是否合适，并且指向坐骨结节顶点。

注意事项

- 必须避免电锯损伤外展肌，外侧放置拉钩可以起到保护作用。在使用电锯时，可轻度外展髋关节。

- 电锯在未到达坐骨切迹处，即在内侧皮质距髂耻线约1cm处时即应停止。

- 摆锯必须缓慢前进，使用时用水浇灌锯片和骨质，以免造成髂骨热坏死。当截骨完成时，用一直骨凿从前往后放入截骨缝，可以验证外侧皮质的截断程度。

第三步：截骨3

- 第三步截骨是从髂骨向近侧髋臼方向（图13A至C）。
- 用摆锯由前向后进行截骨，即患者仰卧时的垂直方向。在截骨时，髂骨内外侧软组织均要获得充分的保护。
- 截骨从髂前上棘远端垂直指向坐骨结节。不影响外展肌起点，截至距髂耻线约1cm处。

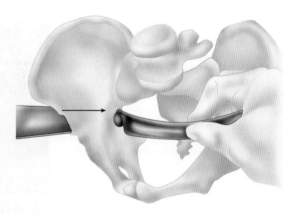

A

图13

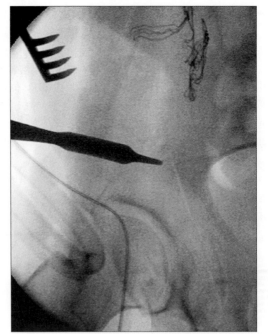
B

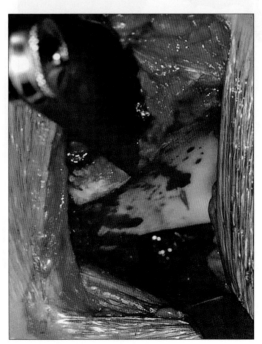
C

争议

- 若患者存在解剖变异或手术医师经验不足，可将外展肌从髂骨外侧壁上分离，即标准的Smith-Petersen 入路，这样可直接确定截骨方向。这样会增加术后外展肌功能不全的风险，但可以降低由于经验不足而引起外展肌直接损伤。

图13（续） C

手术要点

- 术中影像透视用来证实截骨位于坐骨结节前缘前方并与之平行，且位于髋臼后缘后方。理想的截骨位置是将后柱平分（图14B）。

- 继续朝着坐骨棘方向往下截骨，直到位于髂耻线下方至少4cm。

- 将骨凿转一个角度，使其外侧缘较内侧缘稍偏后，这样便于骨凿进入坐骨结节附近的薄层，并使骨凿可以远离髋臼。

- 在到达截骨最深部时，后柱截骨应稍转向前方，指向先前截骨处。

第四步：截骨4（后柱截骨）

- 后柱截骨始于截骨处后缘，即髂耻线上方（图14A）。
- 这是一个笔直的截骨，经过髂耻线指向坐骨棘。
- 此截骨是沿着髂骨内侧壁进行，但不穿透后柱外侧皮质。它将后柱劈开，位于坐骨结节前侧边缘前方1cm并与之平行。

注意事项

- 截骨方向转变时，应避免朝向坐骨结节或关节。

- 坐骨神经靠近后柱截骨处，因此在进行后柱截骨时髋关节应完全伸直、外展，同时膝关节轻度屈曲，以松弛坐骨神经。

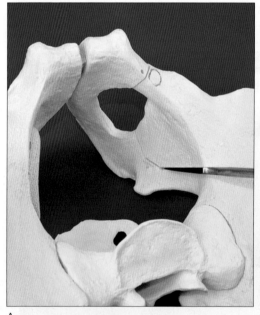

A

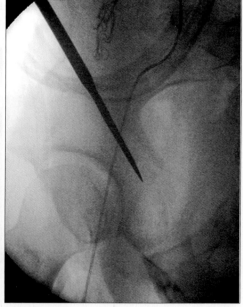

B

图14

第五步：截骨5 （坐骨后方截骨）

■ 最后剩余的截骨是将髋臼下方的坐骨残留骨桥进行截断（图15A
至C）。

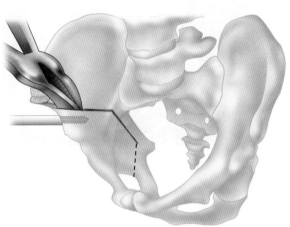

A

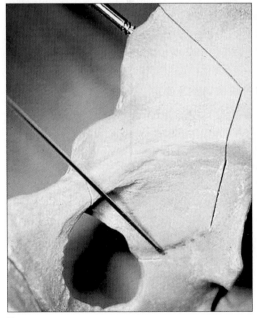

B

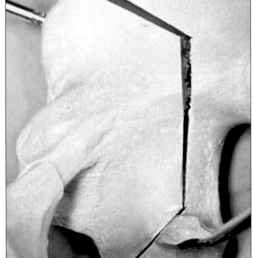

C

图15

手术要点

- 在髋关节内侧耻骨上支上放置一把Weber骨钳，以便于在对骨块进行游离时增加把持力（图16）。
- 如果骨块不能游离，则需对每一个截骨部分重新检查。首先将骨块拉出外翻，在坐骨截骨处轻轻敲击Ganz骨凿，一般能将坐骨截骨的残留骨桥截断，此处往往是最后的阻力所在。

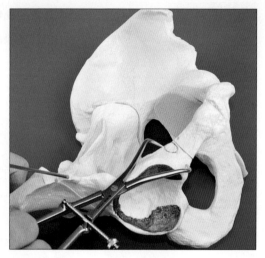

图16

争议

- 这最后一步截骨往往可直接用弯骨凿截骨或对髋臼骨块施加扭转力来完成。

■ 在髋臼骨块上从前向后置入一Schanz螺钉，可便于将残留的细小骨桥拉断。同时在髂骨截骨的前部放置骨剥，可对完整的骨桥施加应力。

■ 骨块被拉出且翻转，通过Schanz螺钉施加内旋扭力，可以将残留骨桥拉断，从而完成髋臼周围截骨。

第六步：髋臼骨块的调整及固定

■ 由于发育不良的髋臼往往在前方和外侧覆盖不足，故宜将骨块向前方旋转和外侧覆盖。通过Schanz螺钉将骨块向前方及下方牵拉，使骨块就位。将骨块轻度内旋，可以避免出现不必要的后倾（图17A至C）。

■ 用光滑的克氏针从髂嵴钻向髋臼骨块的关节外部分，将骨块临时固定于正确位置。可使用3in或3.2in的光滑克氏针（图17D）。

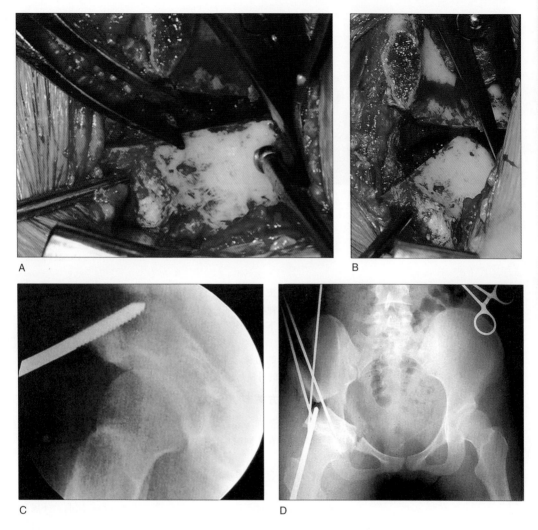

A B
C D

图17

- 透视证实已获得符合术前设计需要的髋臼，水平负重区已形成，没有后倾及侧倾，且重新恢复正常的Shenton线。
- 检查髋关节被动屈曲及外展，维持髋关节被动屈曲90°。在髋关节屈曲时，直接触诊检查前方关节囊。如果有提示产生撞击，则需要切开前方关节囊，考虑行适当的调整或进行股骨颈成形术，以增加偏心距。

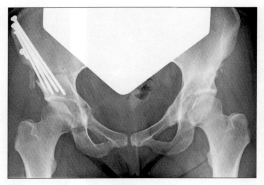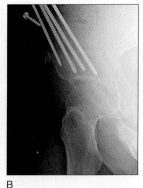

A   B

图18

- 通过数枚皮质骨螺钉，从髂嵴向髋臼骨块的关节外部分拧入，确切固定骨块。通常3～4枚4.5mm螺钉便足够。补充固定可由一枚从髂前下棘拧向髋臼后柱坐骨切迹上方的螺钉完成（图 18A至B）。
- 修整毛糙的边缘，尤其在耻骨上支部及髂前下棘部更加重要，修整下来的骨质可用来填塞截骨缝隙。

第七步：前方关节切开术

- 大多数病例都需要行前方关节囊切开术，可检查有无不稳定盂唇撕裂存在，同时检查有无因髋臼改向引起的股骨头髋臼撞击症出现。
- 前方关节囊T形切开容易施行，且不会对股骨头血运造成破坏（图19）。
- 检查盂唇并对不稳定的盂唇撕裂进行清创。小心屈曲、外展和内旋髋关节，清除任何潜在可能引起撞击的因素，包括前面提到的去除髋臼改向多余部分骨质或进行前外侧股骨颈成形术，或两者同时进行。
- 所有截骨部位止血完成后，松松地缝合关节囊。

第八步：软组织修复

- 软组织修复常规使用可吸收缝线。

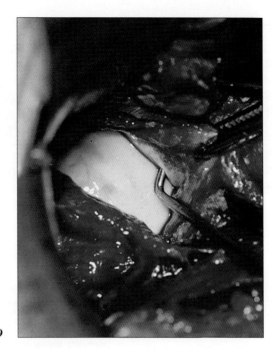

图19

- 如果股直肌被切断，需要经骨钻洞予以修复。
- 髂骨内侧骨膜通过在髂骨上钻孔缝合。
- 髂前上棘截骨用4.0mm松质骨螺钉和垫圈解剖复位固定（图20）。

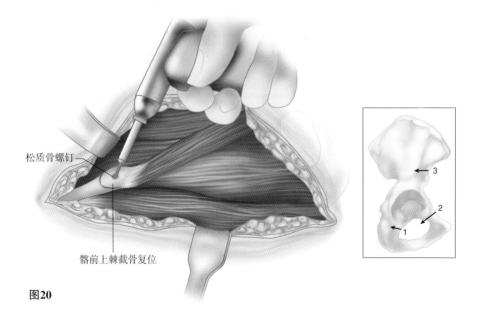

松质骨螺钉

髂前上棘截骨复位

图20

手术要点

- 仔细固定患者于手术床上，避免对腓总神经造成压迫，仔细检查其他受压部位，尤其是术后使用硬膜外麻醉的患者。

- 术后几天维持髋关节屈曲约30°可以避免腰大肌腱对耻骨上支截骨部位的压迫。

术后处理及预后

- 气管内插管麻醉结合持续硬膜外麻醉已经作为常规使用。术后持续硬膜外麻醉常规使用48～72小时，即使患者卧于床上也可以开始主动功能锻炼。若术中对关节内进行了较多的手术操作，则可以使用持续被动功能锻炼机进行锻炼。

- 术后第三天开始扶双拐进行部分负重活动。

- 在肌肉力量恢复及骨愈合之前，应避免抗引力活动，一般为术后6～8周。

- 在成年患者中，术后应使用抗凝治疗。

（桑伟林　译　马金忠　校）

相关文献

Ganz R, Klaue K, Vinh TS, Mast JW. A new periacetabular osteotomy for the treatment of hip dysplasia. Clin Orthop. 1988;232:26–36.

This is the classical original description of Bernese periacetabular osteotomy, including the original series from Berne. (Level IV evidence)

Harris WH. Etiology of osteoarthritis of the hip. Clin Orthop. 1986;213:20–33.

Dr. Harris' interesting essay elucidates his thesis that nearly all, or perhaps all osteoarthritis of the hip is secondary. He suggests developmental abnormalities and deformities as the commonest etiologic factors in the development of OA in the hip. (Level V evidence)

Kim YJ, Jaramillo D, Millis MB, Gray M, Burstein D. Assessment of early osteoarthritis in hip dysplasia with delayed gadolinium-enhanced magnetic resonance imaging of cartilage. J Bone Joint Surg Am. 2003;85A:1987–92.

Kim et al present an innovative and potentially extremely useful non-invasive imaging technique for assessing the functional integrity of articular cartilage in the mature dysplastic hip. This so-called dGEMRIC technique correlated much better with symptoms than either plain radiographic measures or more standard MR. (Level III evidence)

Leunig M, Siebenrock KA, Ganz R. Rationale of periacetabular osteotomy and background work. Instr Course Lect. 2001;50:229–38.

This is an in-depth analysis of the mechanical and clinical rationale for periacetabular osteotomy, presented in clear fashion by the originator of the technique and co-workers. (Level V evidence)

Millis MB, Murphy SB. [The Boston concept. Peri-acetabular osteotomy with simultaneous arthrotomy via direct anterior approach]. Orthopade. 1998;27:751–8.

This series of periacetabular osteotomies carried out with simultaneous anterior arthrotomy documents the relatively high frequency of labral tears in symptomatic dysplastic hips treated by periacetabular osteotomy, ranging from more than 20% in hips treated during the third decade to more than 40% in hips treated during the fifth decade of life. (Level IV evidence)

Millis MB. Reconstructive osteotomies of the pelvis for the correction of acetabular dysplasia. In Sledge CB (ed). Master Techniques in Orthopaedic Surgery. New York: Lippincott-Raven, 1998:157–82.

This well-illustrated chapter outlines well both indications and techniques of rotational acetabular osteotomy and Bernese periacetabular osteotomy. The descriptions are somewhat dated in that the emphasis is given to the classic Smith-Petersen exposure of both inner and outer wall of the pelvic, rather than the more contemporary abductor-sparing exposures. (Level V evidence)

Millis MB, Kim YJ. Rationale of osteotomy and related procedures for hip preservation: a review. Clin Orthop. 2002;405:108–21.

This broad-based review presents the contemporary mechanistic paradigm for the prevention and treatment of osteoarthrosis in the hip by realignment osteotomy. (Level V evidence)

Millis MB, Murphy SB. Periacetabular osteotomy. In Callaghan J, Rosenberg AG, Rubash HE (eds). The Adult Hip. Philadelphia: Lippincott Williams & Wilkins, 2007:795–815.

This is a contemporary complete presentation of the indications for, the use of, and the relevant techniques involved in periacetabular osteotomy. (Level V evidence)

Murphy SB, Millis MB. Periacetabular osteotomy without abductor dissection using direct anterior exposure. Clin Orthop. 1999;364:92–8.

This important study describes the now-standard abductor-sparing approach for periacetabular osteotomy, emphasizing the possibility for the osteotomy to be carried out by the experienced surgeon without disrupting the abductor origin. (Level V evidence)

Murphy SB, Deshmukh R. Periacetabular osteotomy: preoperative radiographic predictors of outcome. Clin Orthop. 2002;405:168–74.

Murphy and Deshmukh document the importance of punctual radiographs in determining likely outcome of periacetabular osteotomy. Hinging detected on functional radiographs predicted high risk of poor outcome. (Level IV evidence)

第二部分（Ⅰ）
初次全髋关节置换术

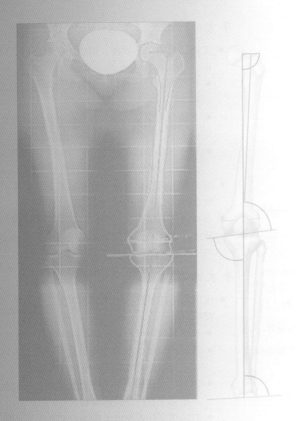

4 | 初次全髋关节置换模板测量

Mahmoud A. Hafez 和 Emil H. Schemitsch

导言

- 无论是术中还是术前，模板测试都应是骨科医生熟知的专业知识。

  - 模板测试广泛运用于骨折固定和人工全关节置换手术的术前准备。

  - 在最终决定手术植入金属接骨板前，需要用模板测试来了解其大小、形状以及与骨表面的匹配程度。

  - 模板测试早已运用于人工全髋关节置换术（total hip arthroplasty，THA），它一直和传统X线片的模板测试一起使用。

- 随着数字化摄影技术与计算机在临床使用的日渐广泛，数字化模板测试已逐渐进入临床实践。

- 本章阐述了模板测试的适应证和基本原理，介绍了不同的模板测试方法，描述了模板测试的技术步骤和使用过程中可能产生的一些困难。

手术指征

- 无论简单还是复杂病例的初次人工全髋关节置换术，都可使用模板测试。

  - 准确而具有可重复性的术前计划是THA手术成功的保证。

  - 准确的肢体轴线和假体位置可以避免术后人工关节脱位和下肢不等长等并发症。

  - 因为位置很深，手术时就算能最大可能地显露髋关节，仍然不能完全直视许多解剖细节和解剖标志。

  - THA微创技术要求术前计划更精确和准确。

- 模板测试有助于医生决定选择假体固定的类型，是用骨水泥还是非骨水泥，或者两者混合固定。

  - 患者骨质量很重要，有助于术前了解髋臼杯大小、股骨颈截骨水平，以使术中截骨量最小。

  - 重建髋关节旋转中心，获得最佳偏心距，柄的纵轴线应当与解剖位置相同。

- 理想状态下，双侧下肢应该对称等长，尤其在南美地区，由于双下肢不等长而导致的医疗纠纷率逐年增加。

■ 模板测试可以帮助医生考虑到术中难以预料到的困难和并发症。

- 医生应考虑到术中可能需要一些平时不常用的假体或手术器械，比如估计可能会发生术后髋关节脱位，则需要准备大直径股骨头假体和防脱位的髋臼内衬。

- 另外一个需要关注的问题是，医院手术室库房中并不一定备有所有假体或手术器械。在一些THA手术量不多的医院，器械供应商可能不会提供所有类型的假体和手术器械，这时候模板测试对确定所需假体的大小和尺寸，以便术前准备好足够的库存是很实用的。

■ 许多学者已经报道术前模板测试对确定假体大小、位置、轴线以及重建髋关节旋转中心、获得双下肢等长等方面是非常有用的（Bono，2004；Carter等，1995；Davila等，2006；Della Valle等，2005）。

■ 模板测试的准确性会随着训练而逐渐提高（Carter等，1995）。

材料和方法

■ X线片应包括骨盆前后位（AP位）和患髋正侧位（包括髋臼和股骨近端1/3）。

- 患者体位很重要，体位不当会导致模板测试时得出错误信息。

- 在模板测试前，应考虑到X线的放大效应，并予以校正（Conn等，2002）。

- 打印的透明塑料胶片（由醋酸纤维制造）或其他专门软件都可用于模板测试。透明塑料胶片可用来制作放射线照片或数字摄影图像。

■ X线片目前仍然在全球很多医院广泛应用，但数字影像的运用正变得日益广泛。

- 在美国，约有60%的医院有数字影像技术，该技术可使用更好的软件系统，从而获得更佳的功能和更准确的测量结果（Murzic等，2005）。

传统的模板测试

■ 医生将假体的打印的透明胶片覆盖在X线片上，并使两者相匹配。模板测试通常会有一定程度的放大以适应X线片的放大。模板的制造商通常会标明模板放大的有关信息。

透明薄膜模板模板测试在数字影像中的使用

■ 这一技术使用数字影像和打印出的透明薄膜模板取代传统的X线片，已经证实该技术更加准确，且可重复性更高（Oddy等，2006）。但White和Shardlow（2005）发现，数字影像会减少X线片的放大效应，导致假体制造商提供的术前模板测试的准确性降低，选择假体时可能出错。

数字模板测试

■ 在本方法中，模板测试完全用特定软件施行，一旦选择好放大的水平，软件就会自动进行缩放比例设定，从而校正X线片的放大效应。软件根据不同制造商提供的不同假体尺寸，建立了一个假体数据库，可以从冠状面和矢状面上将假体信息输入和叠加到X线片上。

■ 通过平移和调整假体各种角度直到最佳位置来选择假体。用十进制来测量下肢长度、距离和角度。

■ 可以使用许多软件，如OrthoView、OrthWork、VAMP、Sectra、mdesk、Merge、mediCAD、IMPAX和EndoMap。

■ 多伦多的St. Michael医院通常使用EndoMap软件系统（德国西门子公司）来做THA术前模板测试。尽管本章采用EndoMap系统（Davila等，2006）进行数字模板测试，但其使用原则也适用于其他软件系统和传统的模板测试。

注意事项

● X线片的放大效应

● 患者体位不当，包括：

■ 下肢外旋导致外翻的错误印象，从而使股骨偏心距偏小。

■ 下肢内旋导致内翻的错误印象，从而使股骨偏心距偏大。

■ 下肢外展可能会改变下肢长度（明显延长）。

■ 下肢内收可能会改变下肢长度（明显缩短）。

■ 骨盆倾斜或不对称会改变下肢长度。

检查/影像学

- 理想情况下，在门诊就诊时就应完成模板测试，这样能尽早准备好所需假体和器械。对一些不复杂的病例，可以术前在手术室完成。
- 病史和体格检查是术前计划和模板测试不可分割的一部分。
- 询问患者是否注意到下肢不等长，患者自己是否觉察到相关症状，是否测量过双下肢长度或用足跟抬高器进行过纠正。
- 了解同侧和对侧髋关节手术史。
- 查阅患者既往病史，以了解对侧肢体以前THA手术的情况。
- 测量下肢长度，评估骨盆倾斜和屈曲畸形，对疼痛严重和哮喘患者的测量要推迟到麻醉时。
- 从病史和体检中获得的信息，尤其是下肢长度的测量数据，在模板测试中可能有用。
- 必须拍摄包括患髋正侧位的高质量X线片，摄片范围应当包括股骨假体近端和远端骨水泥栓。拍摄X线片时，患者和下肢体位非常重要（见"注意事项"一节）。在门诊时就要完成翻修手术的模板测试，术前再次重复测试，以发现在患者预约等待手术过程中可能发生的任何变化。

手术步骤

第一步：X线片评估

- 拍摄常规X线片以评估患者骨质量、骨储备量，有无发育畸形、骨赘和其他可能存在的畸形情况。
- 术前要初步确定使用哪种方式来固定假体，骨水泥还是非骨水泥，或者两者结合。
- 如果使用非骨水泥股骨假体，还要决定是选用近端负荷还是远端负荷假体。

■ 对侧已经做了THA手术的患者，先测定对侧假体使用类型，再考虑用模板测试类型和尺寸相同的假体。

第二步：校正X线片的放大效应

■ 确定摄片的放大倍数。
■ 咨询放射科医生X线片放大的百分比是多少，因为放大的程度与患者假体尺寸密切相关。
■ 要遵循用于缩放X线片的软件使用说明。
■ 在传统模板测试病例中，打印出的透明薄膜模板通常也是放大的，其百分比通常印在透明薄膜上。
■ Conn等人（2002）描述了一种简单的测量X线片放大倍数的技术。

第三步：测量下肢不等长

■ 除了临床测量，在骨盆正位片周围有一些特定的标志，如小转子、大转子或泪滴等，也可用来作为测量下肢不等长的标志。
■ 数字模板测量系统中使用的软件可以自动计算下肢不等长，甚至骨盆倾斜情况（图1）。注意图1骨盆正位片上髋臼模板测试在原来假体中的表现。
■ 注意下肢位置对下肢长度的影响，如外旋、内旋，这些可能会改变股骨小转子在X线片上的表现和水平。
■ 比较X线片测量和临床测量，鉴别真性和假性下肢不等长。
■ 重复临床与X线片测量并记录最终不等长的具体结果（单位：cm）。

第四步：髋臼假体的模板测试

■ 拍摄包括股骨上端的患髋关节正位片（图2）。
■ 确认解剖标志，如髂坐线、泪滴、髋臼缘、旋转中心和大小转子。
■ 髋臼模板测试的第一步是从假体数据库里挑选合适的假体类型，根据患髋不断调整选中假体的大小和位置。

■ 大部分软件还有其他一些功能，如确定髋关节旋转中心、骨盆旋转情况、髋关节相关解剖数据的分析等（图5）。这些软件也可运用于髋、膝关节的其他手术，如矫形截骨术。

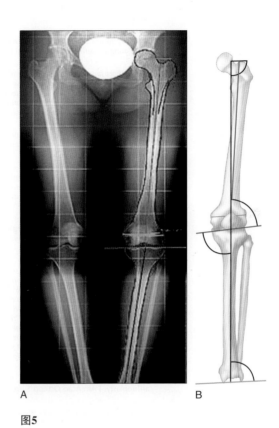

A   B

图5

（俞银贤　译　马金忠　校）

相关文献

Bono JV. Digital templating in total hip arthroplasty. J Bone Joint Surg [Am]. 2004;86(Suppl 2):118–22.

In this study, the use of digital planning for THA was recommended, as it was found fast, precise, and cost-efficient. Also, it provided a permanent record of the templating process.

Carter LW, Stovall DO, Young TR. Determination of accuracy of preoperative templating of noncemented femoral prostheses. J Arthroplasty. 1995;10:507–13.

The authors found that the accuracy of templating increased gradually with the level of training. The most experienced investigator was able to template within one size of the actual implant used in 95% of cases, compared with 88% and 82% for the less experienced investigators. Acute femoral neck fractures and proximal bone deformity were associated with the largest discrepancies in templated sizes.

Conn KS, Clarke MT, Hallett JP. A simple guide to determine the magnification of radiographs and to improve the accuracy of preoperative templating. J Bone Joint Surg [Br]. 2002;84:269–72.

The authors found radiographic magnification may vary despite using standardized radiological techniques, thus giving misleading measurements during templating. A coin was used to calculate the magnification, with significant improvement in the accuracy of templating (p = 0.05).

Davila JA, Kransdorf MJ, Duffy GP. Surgical planning of total hip arthroplasty: accuracy of computer-assisted EndoMap software in predicting component size. Skeletal Radiol. 2006;35:390–3.

The authors reported that EndoMap software predicted femoral component size well, with 72% of cases within one component size of that used, and 94% within two sizes. Acetabular component size was predicted slightly better, with 86% within one component size and 94% within two component sizes. The mean estimated acetabular component size was 53 mm (range 48–60 mm), 1 mm larger than the mean implanted size of 52 mm (range 48–62 mm). Thirty-one of 36 acetabular component sizes (86%) were accurate within one size. The mean calculated femoral component size was 4 (range 2–7), one size smaller than the actual mean component size of 5 (range 2–9). Twenty-six of 36 femoral component sizes (72%) were accurate within one size, and accurate within two sizes in all but four cases (94%).

Della Valle AG, Padgett DE, Salvati EA. Preoperative planning for primary total hip arthroplasty. J Am Acad Orthop Surg. 2005;13:455–62.

The authors reviewed the literature and recommended the use of standardized radiograph with a known magnification for templating primary THA. They stated, "Meticulous preoperative planning allows the surgeon to perform the procedure expediently and precisely, anticipate potential intraoperative complications, and achieve reproducible results."

Knight JL, Atwater RD. Preoperative planning for total hip arthroplasty: quantitating its utility and precision. J Arthroplasty. 1992;7(Suppl):403–9.

In a prospective study of 110 consecutive primary THA procedures, surgeons recorded the preoperative plan and the surgical events and found a need to introduce better methods to estimate magnification and bone morphology from preoperative radiographs.

Morrey BF: Instability after total hip arthroplasty. Orthop Clin North Am. 1992;23:237–48.

The author reported a dislocation rate as high as 25% after revision THR surgery. The most reliable surgical procedure for dislocation was reorientation of the retroverted acetabular component. The author advised to define the precise cause of the instability and plan the surgery accordingly.

Murzic WJ, Glozman Z, Lowe PL. The Accuracy of Digital (Filmless) Templating in Total Hip Replacement. Washington, DC: American Academy of Orthopedic Surgeons, 2005.

This study compared traditional against digital templating for 40 THA procedures (20 in each study arm). The study looked at accuracy, time, and cost-effectiveness. The study suggested that digital templating was more accurate, although this was not shown with statistical significance. However, it was found that digital templating was easy to use, faster, and cost-effective, and data could be transferred electronically to the operating room and a permanent record generated.

Oddy MJ, Jones MJ, Pendegrass CJ, Pilling JR, Wimhurst JA. Assessment of reproducibility and accuracy in templating hybrid total hip arthroplasty using digital radiographs. J Bone Joint Surg [Br]. 2006;88:581–5.

The authors studied the accuracy of this technique and found on-screen templating of digital radiographs with standard acetate templates to be accurate and reproducible if a radiopaque marker such as a ten-pence coin was included when the original radiograph was taken.

White SP, Shardlow DL. Effect of introduction of digital radiographic techniques on preoperative templating in orthopaedic practice. Ann R Coll Surg Engl. 2005;87:53–4.

In this study, the use of digital images resulted in a mean magnification of 97%, whereas most manufacturers' templates assume a magnification of 115–120%.

第二部分（Ⅱ）

初次全髋关节置换术：显露

5 | 髋关节后侧入路

Oliver Keast-Butler 和 James P. Waddell

手术指征

- 初次髋关节置换术。
- 翻修髋关节置换术。

治疗选择

- 外侧入路。
- 前外侧入路。
- 前路。

检查/影像学

- 骨盆正位和侧位片。

手术解剖

- 沿肌纤维线切开臀大肌，其近端部分神经的损伤会导致明显的神经失用（图1A）。
- 切断短外旋肌群（梨状肌、闭孔内肌和上孖肌、下孖肌）以显露整个后关节囊。
- 将拉钩放在短外旋肌群前方，以保护短外旋肌群后方的坐骨神经。
- 为了扩大显露，可以切断附着于坐骨结节的部分股方肌和臀大肌，但需保留部分残端以备术后修复。
- 切除股骨颈基底部的关节囊以使髋关节脱位更方便，同时增加髋臼和股骨显露（图1C）。

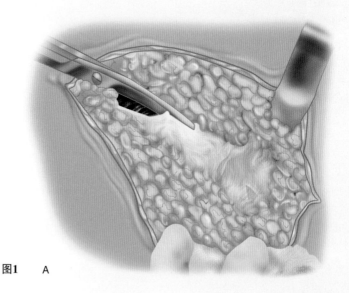

图1   A

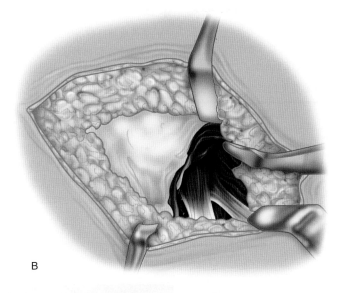

B

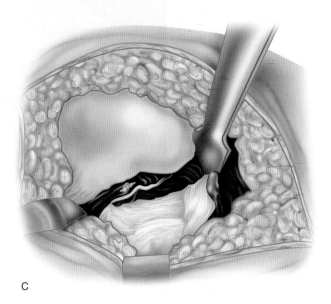

C

图1（续）

手术要点

- 确保手术侧髋关节活动自如，且不受前后固定托限制。
- 确定骨盆垂直于床面。

注意事项

- 如果患者在手术床上没有固定好，则术中患者容易前倾，这会妨碍医生的手术视野，增加假体位置放置不佳等并发症，尤其可能会导致臼杯前倾。

体位

- 患者取侧卧位（图2）。
- 确保骨盆前/后固定托分别固定于耻骨联合和骶骨上。
- 在胸骨/肩胛骨部位用前后固定器固定病人躯体。
- 腋下放一个充气泵，以减少上臂压力。

入路/显露

- 主刀医生站在患者后方：
  - 做皮肤纵向切口，向后、向近端弧形弯向髂后上棘（图3）
    - 切口以大转子后1/3为中心。
    - 显露阔筋膜和臀大肌筋膜。
  - 切开阔筋膜，沿皮肤切口分离臀大肌筋膜（图4）。

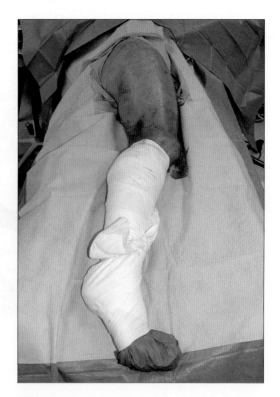

图2

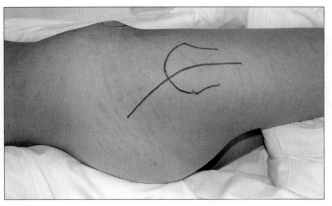

图3

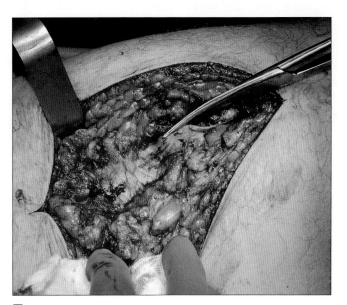

图4

手术要点

- 当髋关节屈曲45°时，切口应成一直线，与股骨纵轴平行。

- 内旋髋关节会引起短外旋肌群紧张，使入路更接近肌肉止点。

- 应尽可能接近股骨止点切断梨状肌，这样梨状窝部位剩下的梨状肌愈合更好。

- 全层切开关节囊，如果后方有大量骨赘，应仔细分离关节囊，以利于术后缝合。

- 后方骨赘可能会妨碍脱位，应当用骨凿去除骨赘，这样不需要过度旋转股骨也能使髋关节脱位。

- 如需要切开股方肌以增加显露，应记住旋股内侧动脉与肌肉止点紧密相连，所以切断该肌肉时务必小心。

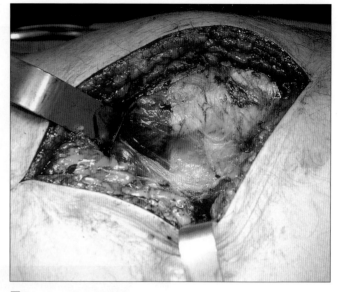

图5

- 切开转子滑囊，显露臀中肌和短外旋肌（图5）。
- 内旋股骨，以使短外旋肌处于紧张状态。
- 将拉钩插入臀中肌深面，轻柔地牵开该肌肉（图6A）。
- 辨认位于臀小肌后缘的梨状肌肌腱（白色束状结构），股方肌和孖肌作为联合肌腱其止点位于梨状肌远端（图6B）。
- 坐骨神经位于黄色脂肪之内，通常出现于梨状肌下缘下方。通常不暴露此神经。

注意事项

- 因为臀大肌筋膜在后侧汇入髂胫束，故应避免在后侧切开筋膜，否则会影响术中正确放置假体。

- 轻柔地切开臀大肌纤维，以避免过度出血。

- 确保臀中肌深面的拉钩位于梨状肌肌腱的浅面，如果看不到梨状肌腱，则需重新放置拉钩（图6A）！

- 保留梨状肌一定的长度，否则会因为梨状肌太短而难以修复。

- 通过感觉和听声音来确保斯氏针在髂骨的双侧骨板之间，这样术中才不会松动和移位。

- 避免过度向后方牵引以免损伤坐骨神经。

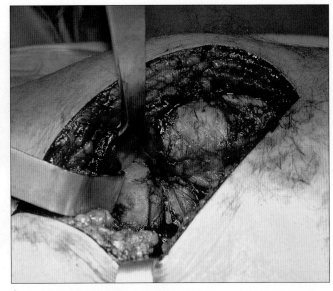

A

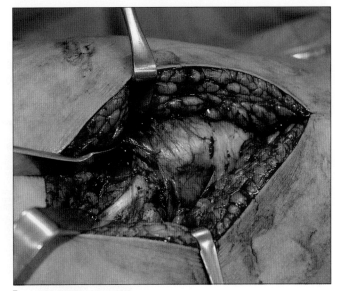

B

图6

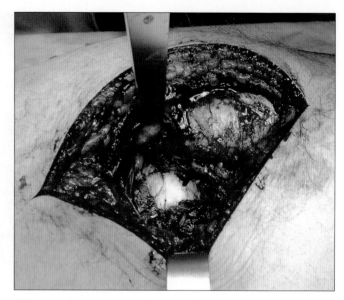

图7

- 紧贴股骨止点处切断梨状肌肌腱，止于股方肌。向后方牵拉已分离的肌腱以保护坐骨神经（图7）。
- 将Hohmann拉钩放在关节囊后上方（图8）。

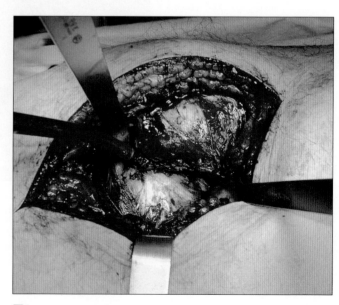

图8

- 在靠近股骨止点的部位纵向切开关节囊，在关节囊上方转向后侧（梨状肌已切开）。在靠近梨状窝关节囊上缘保留部分软组织袖，连在股骨上（图9）。

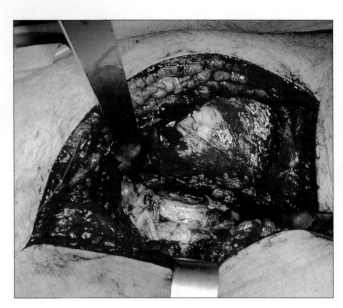

图9

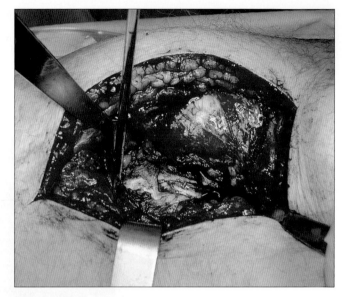

图10

- 在髋臼上方经双侧髂骨板之间打入一枚斯氏针（12点位置），用来牵引臀中肌（图10）。
- 伸直髋、膝关节，在大转子以远5～7cm处用克氏针做一标记，以测量下肢长度（图11）。

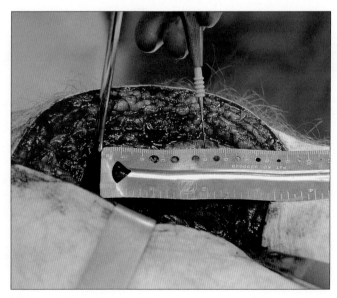

图11

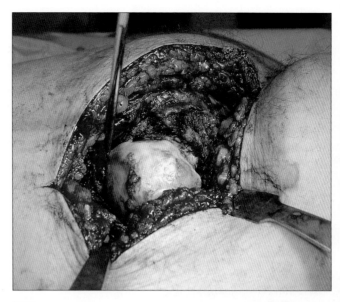

图12

- 内收、内旋下肢，使髋关节脱位，并维持轻微的压力（图12）。
■ 外科医生立于患者前方：
- 依术前计划决定的角度和长度进行股骨颈截骨（图13）。

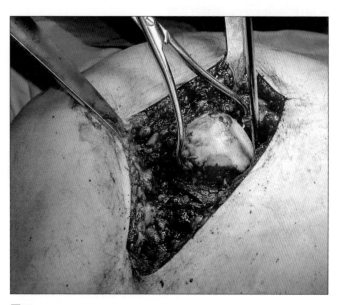

图13

手术要点

- 将拉钩放在髋臼盂唇和关节囊之间，以防止关节囊切开。

- 肢体位置和前方拉钩对骨盆的作用力会导致骨盆向前方倾斜，从而引起臼杯前倾。在最终锉磨髋臼和植入臼杯前需要放松拉钩和肢体，以使骨盆恢复中立位置，再次评估臼杯位置。

注意事项

- 如果把臼杯与原始髋臼边缘处于同一中心，可能会导致过度外展。

- 如后上方位置臼杯小部分可见，则表明前倾和外展角度刚好。

- 股血管与髋臼横韧带紧密相邻，如果损伤会导致大出血。

所需器械

- 外展45°，前倾15°。

- 用1枚或2枚长25mm的螺钉从髋臼上方加固臼杯。

- 在假体植入后清理骨赘。

争议

- 用螺钉加固臼杯是有争议的。我们相信使用螺钉有利于早期稳定，可以为骨生长提供理想条件。

手术步骤

第一步：髋臼准备和假体植入

- 主刀医生站在患者前方：
  - 术侧肢体内旋，髌骨向下。
  - 后方拉钩位于髋臼3点和5点位置，前方拉钩放在髋臼7点和10点位置。
  - 前上方拉钩将股骨拉向前方（图14A和B）。

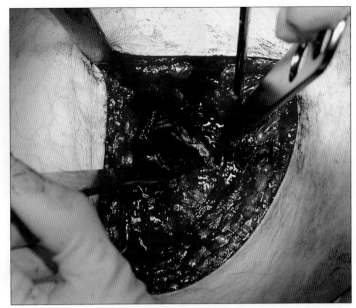

A

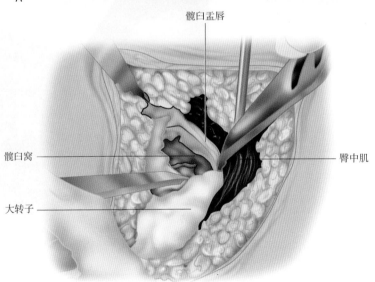

髋臼盂唇

髋臼窝

臀中肌

大转子

B

图14

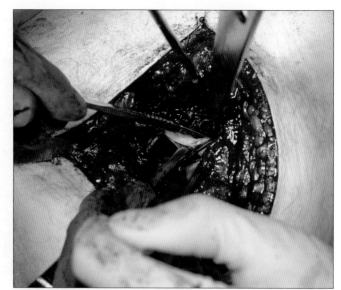

A

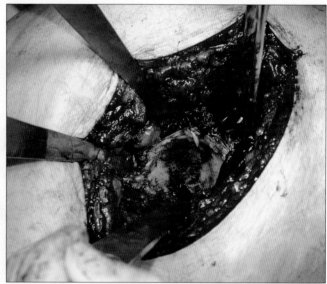

B

图15

- 切除髋臼盂唇（图15A和B）。
- 如果髋臼横韧带妨碍了髋臼锉放入髋臼，则切开横韧带。
- 用髋臼锉锉磨髋臼，以确定需要用多大的髋臼假体（图16）。
- 将多余的骨赘去除，尽量保存更多的骨量（图17A和B）。

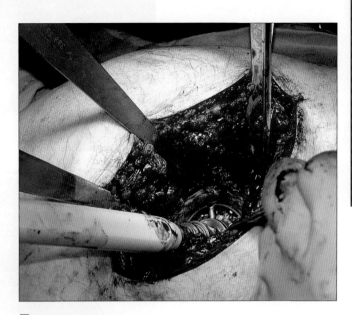

图16

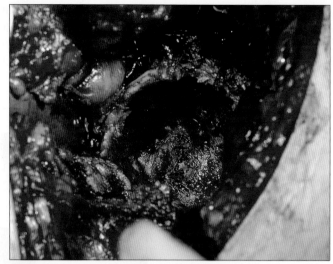

A

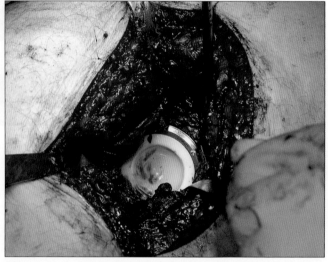

图17　B

- 显露时助手很重要，务必确保髋关节屈曲，更重要的是内收髋关节以便将股骨颈完全暴露于伤口之中。

第二步：股骨准备和假体植入

- 骨科医生站在病人后侧。
- 屈髋90°，尽可能内旋、内收髋关节。
- 将拉钩放在股骨颈上方，并向上翘起股骨颈（图18A）。
- 股骨大粗隆下方放一把拉钩以增加显露（图18B）。

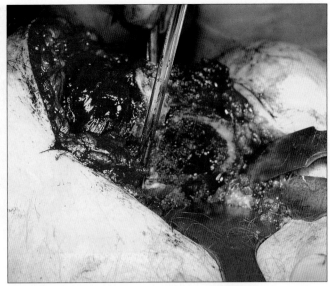

A

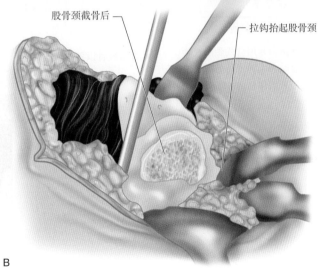

股骨颈截骨后 ——   —— 拉钩抬起股骨颈

B

图18

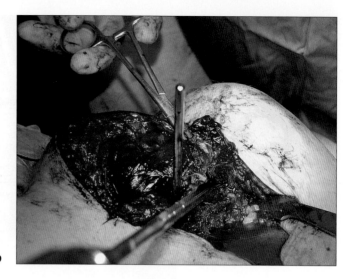

图19

注意事项

- 避免将假体位置内翻或前倾。

- 确认梨状窝，并用盒式骨凿或骨锉在股骨颈和大转子外侧准备，以确保股骨假体柄放在股骨髓腔中央。

- 助手内旋下肢，这样假体柄才能获得合适的前倾角（图20）。

- 从梨状窝处剥离梨状肌和剩余的关节囊，但不要切除（如图18A所示用齿血管钳夹住残根）。

- 显露出剩余的股骨颈，确保股骨近端髓腔外侧开口处充分显露（图19）。

- 准备股骨以备植入假体。

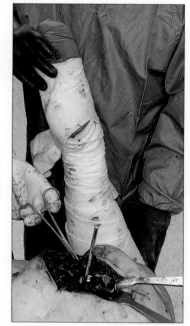

图20

所需器械

- 装入试模柄。

- 植入选定的股骨颈和中等长度的股骨头。

- 复位髋关节。

手术要点

- 单独或联合地确定假体方向（在外展30°和屈曲30°时股骨头位于髋臼中心）。

- 检查是否有撞击（股骨前方的骨赘和增生的关节囊）。

- 注意软组织平衡。

- 是否需要增加股骨颈的偏心距和（或）增加股骨颈长度以增加髋关节稳定性。

所需器械

- 植入合适的股骨假体。

- 检查植入假体的位置是否与试验时位置相同。

- 植入选定的股骨头并复位髋关节。

- 如果使用远端固定的假体柄，那么当用手将假体柄推入股骨髓腔时，其位置与最终的假体柄位置之间相差1cm之内。如果太紧而不能推入，则可能需要再次小心地进行股骨扩髓。

- 股骨干匹配型柄在打压前可能突出3~4cm，但这不会妨碍假体完全植入髓腔。

第三步：检查是否稳定

- 过伸内收外旋以检查髋关节稳定性（图21）。
- 屈曲、外展45°，以检查稳定性（图22）。

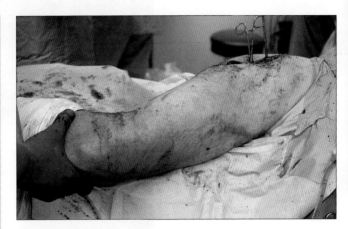

图21

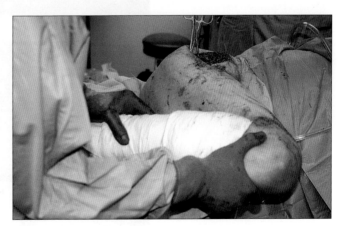

图22

■ 最大程度屈曲（图23A）和内旋（图23B）髋关节，以检查稳定性。

■ 用斯氏针和标尺测量肢体长度（图24）。

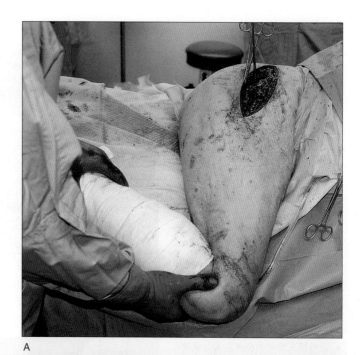

A

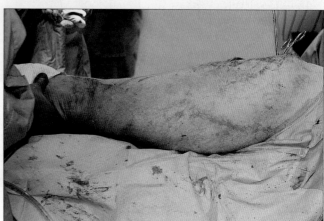

B

图23

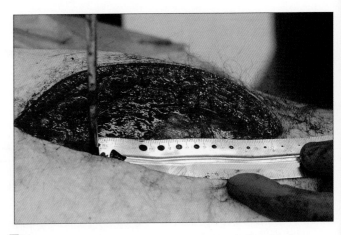

图24

第四步：复位植入选定假体

■ 良好的复位和后方不留"死腔"的缝合是髋关节置换手术成功和
髋关节稳定的关键一步。
■ 将髋臼后缘剥离的关节囊与残存的梨状肌或者邻近的关节囊缝合
在一起。

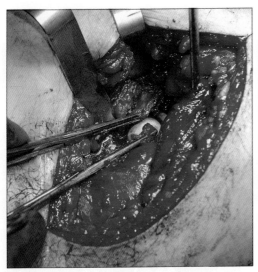

A

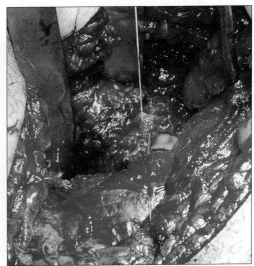

B

图25

注意事项

- 广泛的后方骨赘可能会磨损关节囊，甚至使关节囊完全消失。如果去除骨赘，可能会导致很少或者没有关节囊可供修复，因此如前所述，在切开关节囊时，应将关节囊和骨赘分离开。

- 在髋关节挛缩或短缩的病例，为了增加下肢长度或增加偏心距，导致后方关节囊的闭合更加困难。

- 如果不能直接修复后方关节囊，应试图将梨状肌而不是臀中肌与残束缝合在一起，这样会使组织尽可能地接近髋关节后方，最大限度减少死腔。

- 用水平褥式或8字缝合法将梨状肌和联合肌肌腱缝合到臀中肌止点处（图26A至D）。

- 修复阔筋膜，然后缝合髋关节皮下组织和皮肤。

手术要点

- 当瘢痕组织形成前（经验上是6周），用髋关节相关保护措施以保护后方软组织的修复。

- 麻醉复苏期用一个楔形的外展支架。

- 髋关节屈曲限制在90°以内（坐在浴室时椅子应当升高）。

- 不允许内旋。

- 尽可能锻炼外展肌（外展肌力量的增强会增加髋关节稳定性）。

注意事项

- 如果发生脱位，通常发生在手术后头几周。

- 尽量避免极度屈曲和任何内旋下肢的动作。

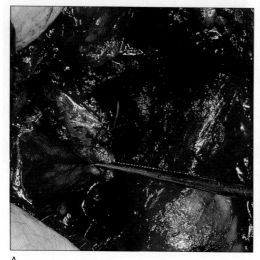

A

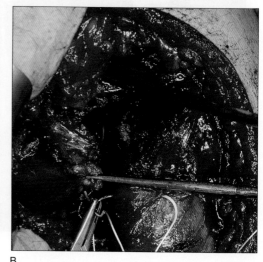

B

图26

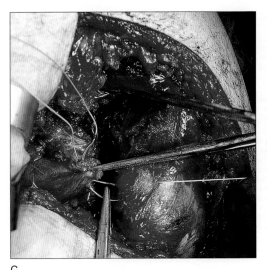

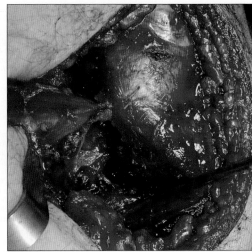

C   D

图26（续）

术后处理和预后

- 负重情况视使用的假体而定。
- 可能的并发症包括血栓形成和异位骨化。
- 可能需要预防性使用抗生素。

（俞银贤　译　马金忠　校）

相关文献

Gibson A. Posterior exposure of the hip joint. J Bone Joint Surg [Br]. 1950;32:183–6.

This classic paper discusses the history of the posterior approach described first by Von Langenbeck in 1874 and modified by Kocher in 1887. Gibson uses the same skin incision we describe but retracts the gluteus maximus posteriorly en masse and releases the conjoined tendon, gemelli, piriformis, and gluteus medius and minimus from the greater trochanter. He then describes excising the anterior hip capsule and dislocating the hip anteriorly (as in a lateral approach). His indications include sciatic nerve exploration, arthrodeses, and cup arthroplasty.

Jolles BM, Bogoch ER. Posterior versus lateral surgical approach for total hip arthroplasty in adults with osteoarthritis. Cochrane Database Syst Rev. 2006;(3): CD003828.
Parker MJ, Pervez H. Surgical approaches for inserting hemiarthroplasty of the hip. Cochrane Database Syst Rev. 2002;(3):CD001707.

These systematic reviews conclude that there is no evidence showing different dislocation rates or abductor function in comparing lateral and posterior approaches. The surgeon may hence choose either approach. We prefer the posterior approach as it doesn't intefere with the gluteus medius or minimus, splitting but not detaching the gluteus maximus.

Konyves A, Bannister GC. The importance of leg length discrepancy after total hip arthroplasty. J Bone Joint Surg [Br]. 2005;87:1307.

Review of 90 cases of primary total hip arthroplasty. Of these, 56 cases were lengthened by a mean of 9 mm, and those who noticed their lengthening had worse hip scores at 3 and 12 months. This highlights the importance of trying to achieve correct leg length.

Moore AT. The Moore self-locking vitallium prosthesis in fresh femoral neck fractures: a new low posterior approach (the Southern Exposure). AAOS Instr Course Lect. 1959;16:309.

This classic paper discusses Moore's results with his prostheses and also his "Southern exposure," wherein the skin incision is in the low part of the buttock, near the "south side." His indications are for arthrodeses, arthroplasty, congenital dislocation, and osteotomy. He discusses the difficulty of performing arthroplasty through an anterior approach, which led him to pursue the posterior approach. The skin incision curves posteriorly 4 inches below the posterior superior iliac spine, placing the incision directly over the sciatic nerve, which is dissected free after a low split in the gluteus maximus muscle belly. His exposure is then similar to the one we have described, with detachment of the piriformis and the gemelli/obturator internus plus a portion of quadratus femoris before capsulotomy and posterior dislocation.

Pellicci PM, Bostrum M, Poss R. Posterior approach to total hip replacement using enhanced posterior soft tissue repair. Clin Orthop Relat Res. 1998;(355):224–8.

This retrospective study demonstrated that the dislocation rates were reduced from 4% to 0% and from 6.2% to 0.8%, respectively, when two surgeons changed technique from no or minimal soft tissue repair to an anatomic repair of short rotators and capsule. The authors comment that, although the repair itself is not sufficiently strong to prevent dislocation, it eliminates dead space and encourages scar tissue to form adjacent to the arthroplasty. This paper highlights the importance of soft tissue repair.

Vinton CJ, White K, Wixted JJ, Varney D, Waddell J, Kavanagh B. The effect of body mass index and surgical approach on post-operative limp in total hip arthroplasty. Presented at the AAOS 71st Annual Meeting, San Francisco, March 2004.

6 | 直接外侧入路

J. Roderick Davey

注意事项

- 直接外侧入路在大块移植骨结合笼进行复杂髋臼重建手术时可能难以提供足够的显露。

- 如果臀中肌肌腱存在退变性撕裂，应考虑选择其他手术入路。

争议

- 有些研究认为术后跛行可能与直接外侧入路有关，因此须特别注意：（1）避免损伤臀上神经；（2）加强臀中肌的修复。

手术指征

- 直接外侧入路用于初次人工全髋关节置换手术治疗严重髋关节骨关节炎或股骨颈骨折。
- 亦可用于人工全髋关节翻修手术。

检查/影像学

- 平片
  - 建议拍摄骨盆正位和患髋侧位片（图1A至C）。
  - 为了能在术中获得双下肢等长和良好的偏心距，术前要对X线片进行模板测试，预测假体尺寸和位置。
- 偶尔用CT或MRI检查评估全髋关节置换手术患者的骨量丢失情况、软骨下大的坏死囊腔和发现是否有髋关节发育不良。

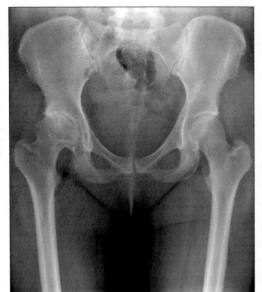

A

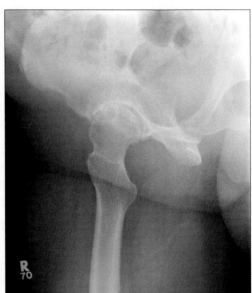

B

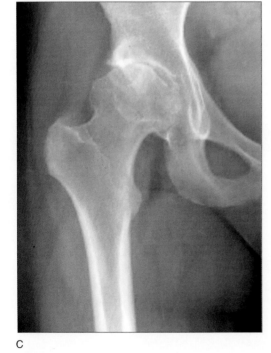

C

图1

治疗选择

- 可供选择的手术入路有后方入路、经粗隆间入路和前外侧入路。
- 在微创全髋关节置换手术中也有所谓的单切口和双切口技术。

手术解剖

- 为防止臀上神经受损，应在臀中肌下方解剖分离（图2A和B）。
- 在粗隆上方肌腱交界处切断臀中肌，因为此处肌腱较厚，术毕缝合时有利于获得更强的愈合（图3A和B）。

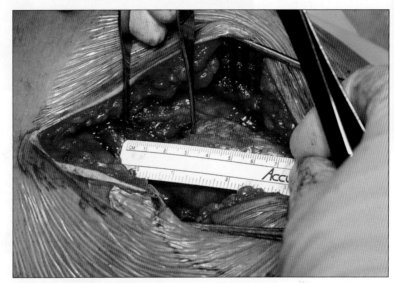

A

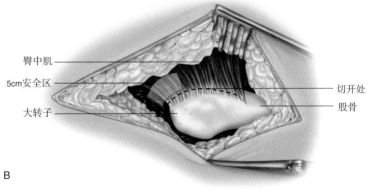

臀中肌 ———
5cm安全区 ———
大转子 ———
——— 切开处
——— 股骨

B

图2

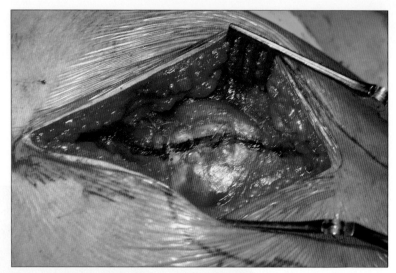

A

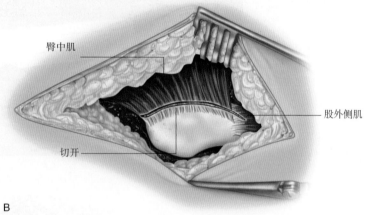

臀中肌

股外侧肌

切开

B

图3

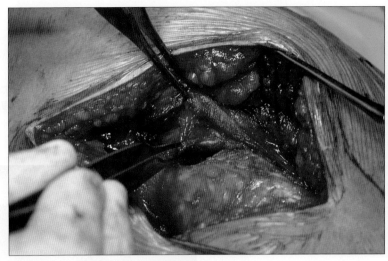

A

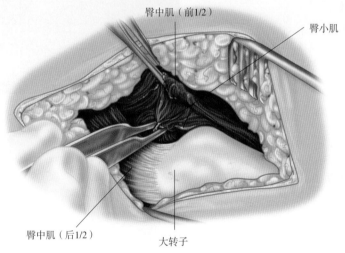

臀中肌（前1/2）

臀小肌

臀中肌（后1/2）

大转子

B

图4

- 不切断臀小肌。切开由臀中肌和股外侧肌组成的前侧外展肌瓣，用烧灼法由下向上从关节囊上切开臀小肌，并使其连于肌瓣上（图4A和B）。

体 位

- 患者侧卧位。

手术要点

- 患者对侧肢体用软垫垫好，以免压坏腓总神经。
- 用充气枕头垫在全身麻醉患者的胸部下方，以免损伤臂丛神经。

注意事项

- 因为肢体被手术大单覆盖，不容易发现患者体位移动，如不固定好体位，会引起假体位置不佳。
- 术前检查应排除骨盆倾斜和屈曲/伸展畸形。

装置

- 用连于手术床的固定托（有耻骨和骶骨支撑、可充气的袋型设备或手指插板）分别在前后方固定患者。

争议

- 患者于正侧位再向后倾斜30°或45°，可以更好地观察髋臼，但完全侧卧位更有利于确定假体位置。

入路/显露

- 皮肤切口（图5A和B）。
  - 由远及近、由前向后，略微倾斜做皮肤纵切口。
  - 以大转子顶点为中心。
  - 切口长度依患者情况，长约10~15cm。
  - 沿皮肤切口经皮下组织分离至阔筋膜。

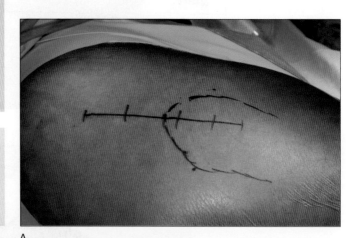

A

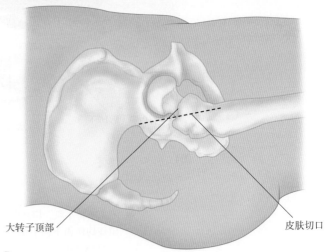

大转子顶部　　　皮肤切口

B

图5

- 用剪刀沿阔筋膜张肌和臀大肌纤维间隙切开阔筋膜（图6A和 B）。
  - 可用弧形Mayo剪刀延长筋膜的远端切口，指向前方剪刀的弧线。
  - 可用电刀延长筋膜的近端切口，然后用手指轻轻推开臀大肌下方的纤维。必要时电凝止血。
  - 纵向切开粗隆滑膜，也可以不切开，保持其完整。

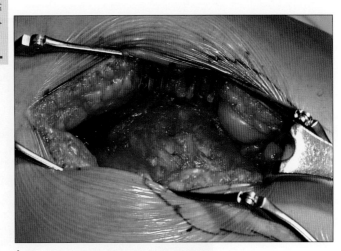

A

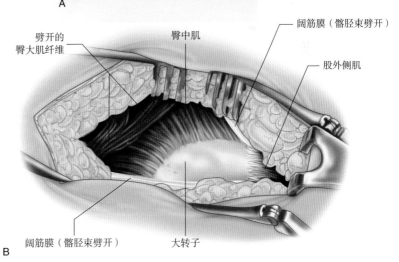

B

图6

手术步骤

第1步

- 纵向切开、分离臀中肌和股外侧肌，但保持肌肉的完整功能。
  - 确定臀中肌前后缘，在肌肉中间、粗隆顶端处用弧形Mayo剪刀进行分离，沿肌肉向下用电刀向远端切开肌腱1cm（图7A和B）。

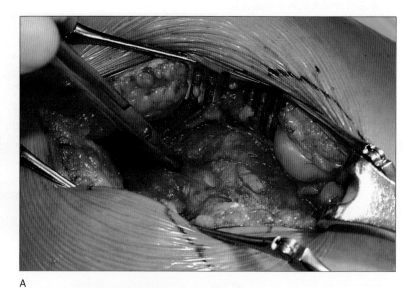

A

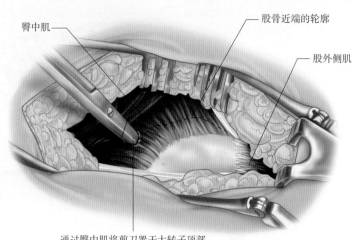

臀中肌　　　股骨近端的轮廓

股外侧肌

B　　通过臀中肌将剪刀置于大转子顶部

图7

- 髋关节屈曲约15°，并尽可能外旋。
- 在大粗隆前方可以看到臀中肌肌腱和肌肉交界，在此处用电刀切开，确保切开的两侧都有肌腱（图8A和B）。
- 在粗隆顶端用电刀沿切缘近端切开肌腱，然后沿股外侧肌前部向远端一直分离到骨骼，必要时电凝止血。

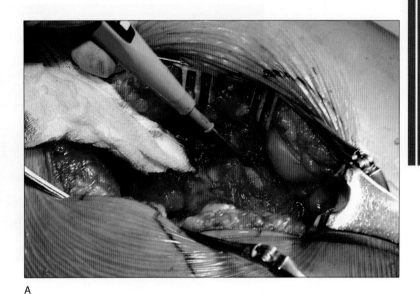

A

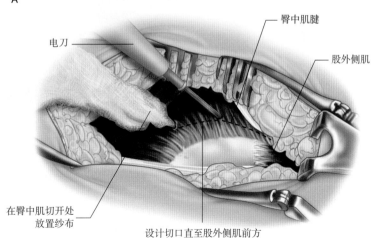

电刀

臀中肌腱

股外侧肌

在臀中肌切开处放置纱布

设计切口直至股外侧肌前方

B

图8

所需器械

- 前方放置一把尖头Hohmann拉钩，上方放置一把小的尖头拉钩，下方放置一把大的钝头拉钩，就可以充分显露关节以便切除关节囊。

■ 提起臀中肌和股外侧肌组成的前方联合肌瓣，沿臀小肌肌腱的止点切除股骨颈和髋关节囊。

  ● 在股外侧肌的内上方放一把小的尖头拉钩，用电刀松解股外侧肌在粗隆间的止点。向上继续松解臀小肌位于髋关节前方关节囊和股骨颈的止点（图9A和B），但臀小肌附着于臀中肌前方肌瓣，不要分离该处（图4A和B）。

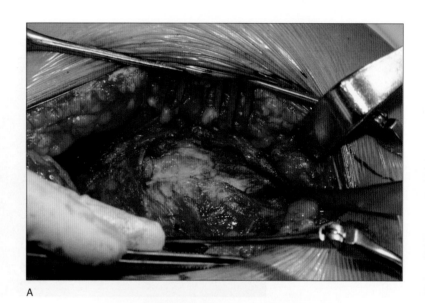

A

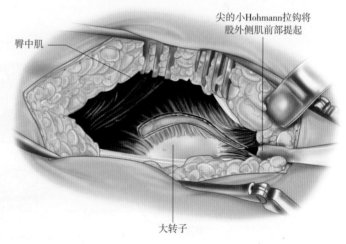

臀中肌

尖的小Hohmann拉钩将
股外侧肌前部提起

大转子

B

图9

- 然后，将一把尖头的弯曲Hohmann拉钩平行于股骨颈纵轴中线放在骨盆前缘，臀小肌下方和髋臼盂唇上方放一把小的尖头Hohmann拉钩。用Cobb起子松解下方粘连的关节囊，下方在髋关节囊和髂腰肌肌腱之间放一把大的钝头Hohmann拉钩（图10A和B）。

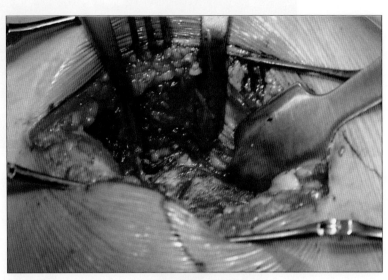

A

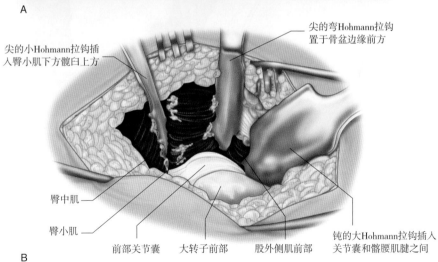

尖的小Hohmann拉钩插入臀小肌下方髋臼上方

尖的弯Hohmann拉钩置于骨盆边缘前方

臀中肌

臀小肌

前部关节囊　　大转子前部　　股外侧肌前部

钝的大Hohmann拉钩插入关节囊和髂腰肌肌腱之间

图10　　B

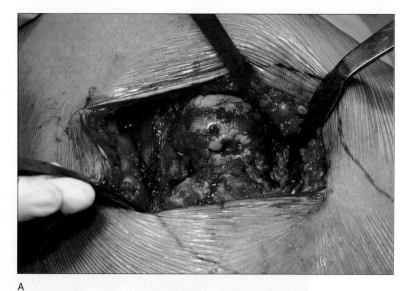

A

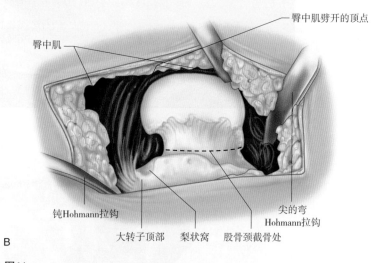

臀中肌劈开的顶点

臀中肌

钝Hohmann拉钩

尖的弯
Hohmann拉钩

大转子顶部　梨状窝　股骨颈截骨处

B

图11

- 切除关节囊，用一把骨钩钩住股骨颈下方，将股骨头从前方脱位，然后用电锯进行股骨颈截骨（图11A和B）。

- 用间断缝合法关闭阔筋膜张肌和皮下各层组织（图15A和B）。
- 用皮钉或皮内连续缝合法缝合皮肤 （图16A和B）。

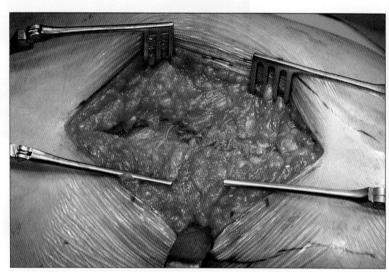

A

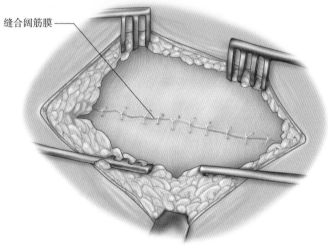

缝合阔筋膜

B

图15

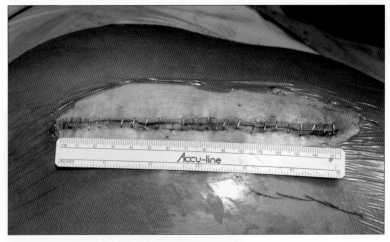

A

关闭切口
(15cm)

B

图16

术后处理及预后

- 在患者能承受的范围内，鼓励尽早负重。
- 允许术后立即开始主动外展练习。

（俞银贤 译 马金忠 校）

相关文献

Demos HA, Rorabeck CH, Bourne RB, MacDonald SJ, McCalden RW. Instability in primary total hip arthroplasty with the direct lateral approach. Clin Orthop Relat Res. 2001;(393):168–80.

This is a retrospective review of 1515 hips done via a direct lateral approach. Only six hips (0.4%) had a dislocation or episode of instability. (Level 4 evidence [case series])

Foster DE, Hunter JR. The direct lateral approach: advantages and complications. Orthopedics. 1987;10:274–80.

This is a retrospective review of 83 total hip arthroplasties done using the direct lateral approach. The dislocation rate was low (2.5%), but the incidence of heterotopic bone was high (61%). (Level 4 evidence [case series])

Hardinge K. The direct lateral approach to the hip. J Bone Joint Surg [Br]. 1982;74: 17–9.

This is a description by the author of the direct lateral approach to the hip for total hip replacement.

Harwin SF. Trochanteric heterotopic ossification after total hip arthroplasty performed using a direct lateral approach. J Arthroplasty. 2005;20:467–72.

This is a retrospective radiographic review of 1420 consecutive primary total hip arthroplasties performed using a direct lateral approach. Trochanteric heterotopic ossification occurred in 14.8% of cases and should be considered a possible cause for early postoperative pain. (Level 4 evidence [case series])

Jacobs LG, Buxton RA. The course of the superior gluteal nerve in the lateral approach to the hip. J Bone Joint Surg [Am]. 1989;71:1239–43.

The superior gluteal nerve and its branches were dissected bilaterally in ten cadavers. The so-called safe area of the gluteus medius muscle was found to be as much as 5 cm adjacent to the tip of the greater trochanter.

Kwon MS, Kuskowski M, Mulhall KJ, Macaulay W, Brown TE, Saleh KJ. Does surgical approach affect total hip arthroplasty dislocation rates? Clin Orthop Relat Res. 2006;(447):34–8.

A systematic review of 11 studies revealed comparable dislocation rates associated with the anterolateral, direct lateral, and posterior approaches with soft tissue repair (0.70%, 0.43%, and 1.01%, respectively).

Picado CH, Garcia FL, Marques W. Damage to the superior gluteal nerve after direct lateral approach to the hip. Clin Orthop Relat Res. 2007;(455):209–11.

This is a prospective study of 40 patients who had total hip arthroplasty using the Hardinge approach. There were frequent (42.5%) electromyographic signs of damage to the superior gluteal nerve using the direct lateral approach to the hip.

Ritter MA, Harty LD, Keating ME, Faris PM, Meding John B. A clinical comparison of the anterolateral and posterolateral approaches to the hip. Clin Orthop Relat Res. 2001;(385):95–9.

This study compared patients who had anterolateral and posterolateral approaches in total hip arthroplasty. The posterior approach had a statistically higher dislocation rate. (Level 4 evidence [case series])

7 | 微创全髋关节置换术：手术技术和疗效

Jeremy S. Kudera, James L. Howard 和 Robert T. Trousdale

注意事项

- 下列患者不适合选择微创全髋关节置换手术：初次复杂THA、翻修手术、严重髋关节发育不良（Crowe Ⅲ或Ⅳ型）、体重指数（BMI）>30kg/m² 、肌肉极发达者、骨质疏松或髋关节强直患者（Vail，2005）。

争议

- 对如何定义"微创"，目前充满争议，不过采用"微创技术"时，"微创切口"一般在10cm以下，有时候会延长到12cm（Vail，2005）。不管采用哪种微创手术入路，切口长度并无一定的标准，THA手术时许多因素会改变切口长度。切口长度取决于外科医生的技术、患者体重、局部皮下组织、肌肉力量和个人关节的解剖特点。

- 目前，不论医生还是患者，对采用微创技术进行THA手术看法仍然不一，其中很重要的一个原因是微创入路THA的长期疗效还不清楚。从理论上讲，微创入路有潜在的优势，但目前短期随访的临床结果还不能表明长期疗效一定好。

导言

- 人工全髋关节置换术（THA）已经发展成为实施最多、效果最成功的骨科手术。在过去许多年里，尽管假体和生物材料的变化层出不穷，但髋关节手术入路仍少有变化。近来，随着微创外科技术的兴起，骨科医生逐渐对THA微创手术入路也产生了兴趣，这种微创技术在理想的手术视野和微创外科技术之间达到了某种平衡。

- 微创THA具体来讲有两种：各种改良的单切口入路和双切口入路。
  - 单切口技术包括标准后方入路、前外侧入路和直接前方入路。医生可以根据自己的需要对这些切口的长度适当延长，当然，在必要情况下微创单切口入路能延长为标准切口入路，以获得更多暴露。
  - 双切口入路显然与传统THA入路截然不同，它采用两个切口分别植入髋臼和股骨假体。

- 不管采用哪种切口施行THA，关键目标之一是在不造成软组织或神经血管损伤的情况下，迅速恢复患者的髋关节功能，因此必须要充分显露髋臼和股骨。

手术指征

- 事先判定患者是否合适采用微创入路施行THA手术，以免显露困难并保证手术安全非常重要。

- 手术医生经验不足或缺乏相应培训也是需要高度重视的问题。每个病例都是不同的，医生和患者都应当意识到微创手术既有风险，也有优势，从而决定全髋关节置换时是否值得采用微创技术。

- 不管皮肤切口形状如何，术中用缝线做标记，术后缝合时可以进行解剖对位缝合。

单切口后方入路

体位

- 患者取侧卧位。

入路/显露

- 切口呈短斜形，以髋臼为中心或者用经大粗隆上方的髋关节后方标准入路的中间1/3（图1）。短斜形切口有利于锉磨髋臼，因为锉磨髋臼时髋臼锉和皮肤切口在同一方向上。
- 切开薄薄的臀大肌筋膜和阔筋膜张肌。
- 沿臀大肌纤维方向，切开臀大肌，避免切断髂胫带。

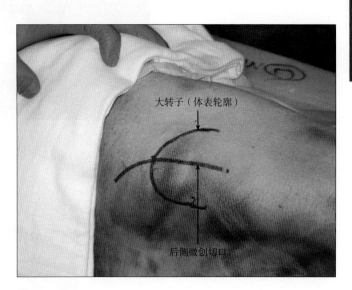

大转子（体表轮廓）

后侧微创切口

图1

■ 在臀大肌深部放一把Charnley拉钩，以便显露髋关节和识别粗隆间滑囊、臀中肌后缘（图2中血管钳所示）、梨状肌及短外旋肌。

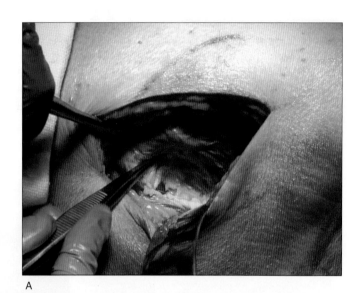

A

臀中肌   大转子   股骨

镊子   梨状肌和短外旋肌

B

图2

- 此时，虽然不一定要显露出坐骨神经，但需要辨别并保护坐骨神经，因为坐骨神经出坐骨大孔后，向远方移行到坐骨结节上方。
- 用拉钩将臀中肌推向前方，从股骨止点处切断由梨状肌和联合肌腱（包括上孖肌、闭孔内肌、下孖肌和股方肌）组成的短外旋肌群，并折向后方。接着，切开关节囊，显露股骨头，并从后方将髋关节脱位，也可以将关节囊和短外旋肌群作为一层切开并折向后方。

所需器械

- 带有偏心距的髋臼锉有助于避免软组织撞击。

手术步骤

第1步

- 用摆锯进行股骨颈截骨，取出股骨头，接着准备髋臼。
- 理想情况下，应在髋臼前缘放一把尖头的髋臼拉钩和照亮髋臼的光源灯。
- 须切开髋臼下方关节囊并屈曲、内收髋关节，这样可以最清楚地看到髋关节。
- 在锉磨前，应去除髋臼盂唇及任何视野可见的骨赘，然后由小到大地锉磨髋臼，确保股骨不会妨碍髋臼锉锉磨髋臼后方。
- 一旦完成髋臼锉磨，就立即植入髋臼假体。

第2步

- 用拉钩保护外展肌群，直视下准备股骨（图3A）。屈曲下肢，使股骨纵轴与皮肤切口平行。通过切口将股骨近端抬起，最大程度地显露股骨（图3B）。

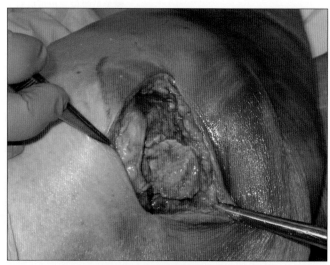

A

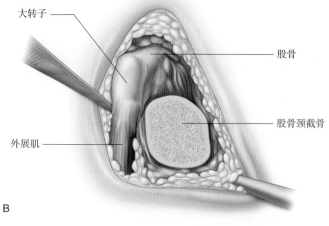

B

图3

■ 进行股骨开口、扩髓，装入试模股骨头和颈，再试行复位，评估下肢长度、稳定性和撞击情况。用术中透视仪，确保假体位置良好。

■ 最后植入股骨假体，用大量生理盐水冲洗伤口，将短外旋肌群和剩余髋关节囊缝合到股骨上。

■ 逐层关闭伤口。

术后护理/预后

■ 微创后方入路THA的临床结果一开始就充满争议。有人认为该入路能更好地改善髋关节功能，减少输血量（Chimento等，2005；Wenz等，2002），但也有人认为其与传统入路相比并无区别（Ogonda等，2005）。

■ 有趣的是，在一组20例患者的研究中，同一患者一侧行微创后方入路THA，对侧行双切口入路THA，两侧髋关节功能并无差别（Pagnano等，2006）。

单切口前外侧入路

体位

■ 侧卧位或仰卧位。

并发症

● 据文献报道，该入路的一些缺点包括：伤口和软组织并发症发生率比传统入路高，更常发生肌肉损伤以及与假体相关的一系列并发症（Mardones等，2005；Meneghini等，2006；Teet等，2006；Woolson等，2004）。

入路/显露

■ 皮肤切口以大粗隆尖端以远2cm处为中心，近端1/2与股骨纵轴向后成30°角，远端1/2向前成30°角（图4）。切口应位于中心，根据需要，切口可向各个方向延伸以更好地显露髋臼和股骨。

■ 首先分离筋膜下组织，从筋膜处切开皮下组织，产生一个所谓的"移动窗口"，可根据需要调整手术切口长度，来获得髋臼和近端股骨的最理想显露。

■ 在此处，将臀中肌前方1/3、整个臀小肌以及髋关节前半部分关节囊作为整体一层抬起。

■ 切开剩下的上、下部分髋关节囊，这样不仅获得良好显露，还会保留髋关节囊的完整性，提高术后髋关节稳定性。将髋关节脱位，用摆锯进行股骨颈截骨。

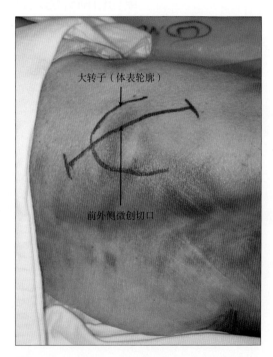

大转子（体表轮廓）

前外侧微创切口

图4

手术步骤

第1步

- 在髋臼前、后、上、下方，各放一把拉钩。
- 切除盂唇，显露髋臼周边，去除骨赘。
- 由小到大锉磨髋臼，确保拉钩位置正确，以保护皮肤和软组织。
- 直视下植入非骨水泥假体。

第2步

- 股骨后方和侧面各放一把拉钩，有助于显露股骨，并在锉磨和扩髓时保护皮肤和软组织。
- 股骨髓腔按常规处理，最后扩髓后，用试模股骨头和颈试行复位，评估肢体长度、稳定性和撞击情况。
- 最后植入股骨假体，逐层关闭伤口，须注意要将臀中肌缝回到股骨上。

术后处理/预后

- 微创前外侧THA的潜在优势与其他微创外科入路相似，如减轻疼痛、减少出血量、缩短康复时间、手术时间和住院时间等。
- 然而，正如其他微创THA手术一样，目前微创前外侧入路THA只有短期临床结果，并同样充满争议和互相矛盾（Asayama等，2006；Ciminiello等，2006；O'Brien 和 Rorabeck，2005）。
- 一般都认为微创前外侧入路THA 的临床结果令人满意，但伤口长度的减少程度和其他传统入路相比，似乎没有特别优势（Asayama等，2006；Ciminiello等，2006）。

手术要点

- 该入路不需要特殊器械，许多医生发现该入路植入髋臼假体更容易。

注意事项

- 相比微创后方入路THA，文献中对该入路的报道很少。

单切口直接前方入路

体位

- 手术发明者将手术床与墙壁垂直，以便于术中精确的解剖定位参考（Kennon等，2003）。
- 患者取仰卧位，健侧肢体外展，术中内收术侧肢体。
- 用沙袋、充气袋或者其他软垫放在双侧臀部，使骨盆前倾并轻度伸展下肢。

入路/显露

- 沿阔筋膜张肌内缘做切口，切口平行于髂前上棘（图5中切口近端所示）与大粗隆连线。应高度警惕股神经血管束在此部位的走行方向（图5中切口内侧所示），剩下部分的显露通过改良Smith-Peterson入路进行。

手术要点

- 牵引下肢有利于取出股骨头。

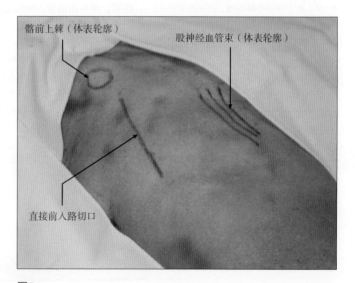

髂前上棘（体表轮廓）　　股神经血管束（体表轮廓）

直接前入路切口

图5

■ 首先通过缝匠肌和阔筋膜张肌肌间隙分离（图6）。在该部位外侧切开筋膜，避免损伤股外侧皮神经。

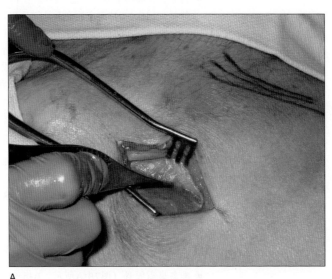

A

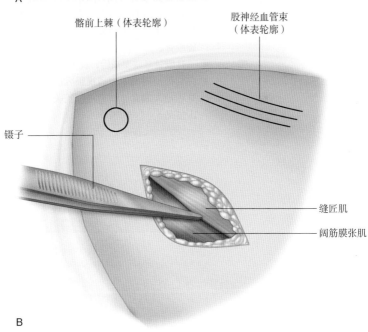

髂前上棘（体表轮廓）　　　　　　股神经血管束
　　　　　　　　　　　　　　　　（体表轮廓）

镊子

缝匠肌

阔筋膜张肌

B

图6

- 在深部经臀中肌外缘和股直肌内缘之间进行钝性分离，此间隙可延伸到股直肌和髋关节囊之间。无需常规切断股直肌起始部。
- 首先，在髋臼上方放一把窄Cobra拉钩，以更好地显露髋关节。然后，把Cobra拉钩应放在上外侧关节囊上；最后，把拉钩放在关节囊内下方，最后两把放在股骨颈周围。
- 接着切除前方关节囊，显露股骨颈，行股骨颈原位截骨以便将髋关节脱位。用Cork钳或斯氏针取出股骨头。如果通过切口取出股骨头有困难，则需在股骨颈头颈交界处再次截骨。

手术步骤

第1步

- 在髋臼缘放三把窄的Cobra拉钩，完全显露髋臼，去除臼缘可见的盂唇和骨赘。
- 此时要移走沙袋、充气袋或者软垫，这样才能在仰卧位的解剖位置上锉磨髋臼。
- 由小到大锉磨髋臼，再植入髋臼假体。

第2步

- 准备显露股骨（图7中A所示，B指外展肌群）。小粗隆后方放一把骨钩以帮助显露，大粗隆后方放一把拉钩以进一步抬高股骨。如果仍然感到显露股骨困难，则需要松解后方关节囊并外旋股骨。
- 一旦股骨显露出来后，就可进行开口并扩髓。
- 在仰卧位进行术中透视很方便，有利于医生及时发现假体位置是否令人满意。试行复位髋关节，评估下肢长度、稳定性和撞击情况。

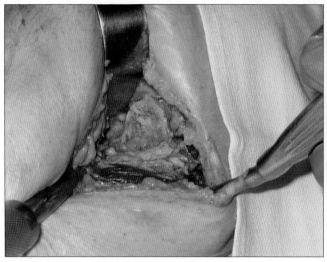

A

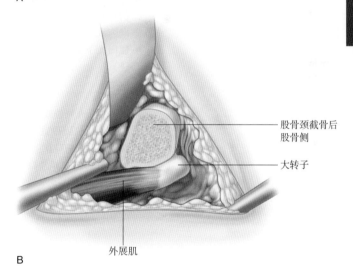

股骨颈截骨后
股骨侧

大转子

外展肌

B

图7

- 大量冲洗伤口，缝合修复缝匠肌和阔筋膜张肌之间的筋膜，避免损伤股外侧皮神经，再按常规入路那样关闭余下的皮肤切口。

术后处理/预后

- 前方直接微创入路THA的提倡者认为该入路有很多优点，如没有松解和破坏外展肌群、髋臼和股骨解剖位置显露良好、软组织分离少、失血量减少和术后康复快等（Rachbauer，2005）。

双切口技术

体位

- 患者仰卧体位，手术床应当透光以便术中透视。
- 正如前方直接入路一样，用沙袋、充气袋或者软垫放在患者同侧臀部下方，使股骨前倾，下肢处于伸展位。

入路/显露

髋臼

- 显露髋臼的前方皮肤切口和入路与前述的直接前方入路所描述的相同。皮肤切口位于髋臼后方和粗隆间线之间，与股骨颈方向一致。
- 髋臼接下来的显露应根据改良Smith-Perterson入路进行（见前述）。

股骨

- 把沙袋、充气袋或者软垫重新放回到双臀下或重新充气。
- 后方切口位置很重要，应当直达股骨髓腔。通常有以下两种方法确保后方切口在正确位置。
  - 首先，内收和外旋下肢时，在正位和侧位片上摸出股骨长轴位置并描画出来。画出的这两条线在近段相交的位置即后方切口的位置。

> **并发症**
>
> - 一些潜在的并发症可能会削弱该入路发明者当初所推荐的那些优势（Meneghini等，2006）。

- 另一方法是用弯曲的器械（锥子）通过前方切口和上方关节囊开口，在股骨干皮肤后方做一小切口。然后，用长而弯曲的剪刀分离皮下组织，通向髋关节的软组织通道位于前方切口（在上部分关节囊范围内），医生用手指沿上述位置探查，并配以组织剪，可以逐渐经此通道到达髋关节。用该技术可以产生一个由股骨髓腔后方通向外展肌肌瓣的软组织通道。

手术步骤

第1步

- 制备髋臼时，用术中透视来确定轴线和相应的髋臼锉大小。
- 将带有偏心距的把手植入非骨水泥髋臼假体，再次透视，确保髋臼假体外展角和前倾角正确。

第2步

- 双切口入路时，器械和股骨假体的植入都不是在直视下操作，只能在前方切口中通过透视和触摸来确定。保持肢体轻度屈曲并内收对维持软组织和股骨髓腔之间的关系非常重要。
- 在股骨侧方开口后，在透视监测下进行锉磨和扩髓。扩髓稳定性可以经前方切口在直视下评估。如果扩髓时髋关节囊有妨碍，可松解关节囊。
- 在透视下植入股骨假体，髋臼角度和深度通过前方切口在直视下进行确认。

第3步

- 轻度屈曲、外展和外旋股骨，助手用拉钩、主刀医生用大的骨钩把持假体颈，将其推向前方切口。试行复位，并按常规方法评估下肢长度、稳定性和撞击情况。

并发症

- 许多作者报道了使用该入路的各种并发症发生率逐渐增多，如再次手术率、术后股骨骨折、股神经麻痹、股外侧皮神经损伤（致大腿麻木）。尽管有术中透视，但假体位置仍会出现一些不可预测的情况。

手术要点

- 高龄和肥胖的女性病人发生并发症的风险更高。

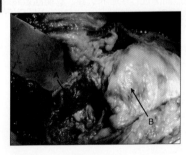

图8

- 一旦确定好要使用的合适股骨颈长度，应迅速取出试模假体，植入真正的假体。复位髋关节，冲洗伤口。

第4步

- 前方切口：修复前方关节囊有助于维持关节稳定。修复缝匠肌和阔筋膜张肌之间的筋膜，避免损伤股外侧皮神经，逐层闭合各层即可。
- 后方切口：修复臀大肌筋膜，然后闭合皮下组织和皮肤。

术后处理及预后

- 经微创双切口技术THA的临床结果不一，但人们也的确认识到其令人满意的结果（Berger 和 Duwelius，2004）。不过现在发现，很难再取得以前文献中报道的那么迅速的康复。
- 这一手术入路技术上的困难在于手术时间长，相比传统入路的THA，其在手术时间上很难控制（Pagnano 等，2005）。另外，再次手术率高达10%（Bal 等，2006）。
- 有时候并不一定能取得软组织分离少所带来的潜在优势，因为臀中肌和臀小肌会发生明显损伤（Mardones 等，2005），图8显示了在尸体标本上行双切口入路时引起的臀中肌损伤（A）（B指大粗隆）。
- 许多作者认为并发症发生率高是因为所谓的"学习曲线"（Pagnano等，2005）。稍作些改良可能会带来更多益处。比如，有作者术中不使用透视，认为这会误导医生，提供不正确的信息（Bal等，2006）。需要强调的是，假体位置取决于足够的直视、解剖标志清楚和器械定位准确。这一技术无疑充满挑战，适当的训练，包括在尸体上操作练习，是减少并发症和确保成功的关键（Berger 和 Duwelius，2004）。

（俞银贤 译 马金忠 校）

相关文献

Asayama I, Kinsey TL, Mahoney OM. Two-year experience using a limited-incision direct lateral approach in total hip arthroplasty. J Arthroplasty. 2006;21:1083–91.

Retrospective early experience documenting satisfactory results with limited incision direct lateral approach.

Bal BS, Haltom D, Aleto T, Barrett M. Early complications of primary total hip replacement performed with a two-incision minimally invasive technique: surgical technique. J Bone Joint Surg [Am]. 2006;88(Suppl 1 Pt 2):221–33.

Retrospective case series review documenting substantial early complication rate with two-incision THA.

Berger RA, Duwelius PJ. The two-incision minimally invasive total hip arthroplasty: technique and results. Orthop Clin North Am. 2004;35:163–72.

This study showed rapid rehabilitation, quick return to activities of daily living, and a low prevalence of complications following minimally invasive THA done through two incisions.

Chimento GF, Pavone V, Sharrock N, Kahn B, Cahill J, Sculco TP. Minimally invasive total hip arthroplasty: a prospective randomized study. J Arthroplasty. 2005;20: 139–44.

A prospective, randomized study showed a mini-posterior THA group to have less intraoperative and total blood loss and less of a limp at 6 weeks when compared with standard THA, although there was no functional difference at 1 and 2 years' follow-up.

Ciminiello M, Parvizi J, Sharkey PF, Eslampour A, Rothman RH. Total hip arthroplasty: is small incision better? J Arthroplasty. 2006;21:484–8.
Kennon RE, Keggi JM, Wetmore RS, Zatorski LE, Huo MH, Keggi KJ. Total hip arthroplasty through a minimally invasive anterior surgical approach. J Bone Joint Surg [Am]. 2003;85(Suppl 4):39–48.
Mardones R, Pagnano MW, Nemanich JP, Trousdale RT. The Frank Stinchfield Award: Muscle damage after total hip arthroplasty done with the two-incision and mini-posterior techniques. Clin Orthop Relat Res. 2005;(441):63–7.
Vail TP. Mini-incision THA: posterior approach. In Lieberman JR, Berry DJ (eds). Advanced Reconstruction Hip. Rosemont, IL: American Academy of Orthopaedic Surgeons, 2005:17–40.

In a cadaveric study, there was measurable damage to the abductors and gluteus minimus when a mini-posterior approach was performed, although the damage to the abductor mechanism was less when compared to the two-incision approach, in which mean abductor and gluteus minimus muscle damage exceeded 15% and 17%, respectively.

Meneghini RM, Pagnano MW, Trousdale RT, Hozack WJ. Muscle damage during MIS total hip arthroplasty: Smith-Petersen versus posterior approach. Clin Orthop Relat Res. 2006;(453):293–8.

In a cadaveric study, a mean of 8% of the gluteus minimus muscles and 31.2% of the tensor fasciae latae were damaged using the direct anterior approach, and in 50% of the cases the piriformis and/or conjoined tendon avulsed with mobilization of the femur. Muscle damage of some degree was found in all specimens. This study also showed that, in addition to the intentional detachment of the piriformis and conjoined tendon, there was also measurable damage to the abductors and gluteus minimus in each specimen in which a mini-posterior approach was performed.

O'Brien DA, Rorabeck CH. The mini-incision direct lateral approach in primary total hip arthroplasty. Clin Orthop Relat Res. 2005;(441):99–103.

This series retrospectively compared mini-anterolateral THA to standard anterolateral THA and showed significantly decreased operative time as well as length of hospital stay with the mini approach. The series showed no difference with regard to complications, need for blood transfusion, or component malposition.

Ogonda L, Wilson R, Archbold P, Lawlor M, Humphreys P, O'Brien S, Beverland D. A minimal-incision technique in total hip arthroplasty does not improve early postoperative outcomes: a prospective, randomized, controlled trial. J Bone Joint Surg [Am]. 2005;87:701–10.

A prospective, randomized, controlled trial showed no difference with respect to postoperative hematocrit, blood transfusion requirements, pain scores, early walking ability, length of hospital stay, femoral component cement mantle, functional outcome scores at 6 weeks, or component positioning.

Pagnano MW, Leone J, Lewallen DG, Hanssen AD. Two-incision THA had modest outcomes and some substantial complications. Clin Orthop Relat Res. 2005;(441):86–90.

In this series, most of the technical difficulties occurred on the femoral side, and placement of the acetabular component through the direct anterior approach was straightforward and presented few challenges. Fourteen percent of patients had a complication, with 5% requiring reoperation.

Pagnano MW, Trousdale RT, Meneghini RM, Hanssen AD. Patients preferred a mini-posterior THA to a contralateral two-incision THA. Clin Orthop Relat Res. 2006;(453):156–9.

This study reported on 26 patients who had both a mini-posterior THA and a two-incision THA on the contralateral hip. There were no differences with respect to ambulation, return to driving, stair climbing, return to work, or walking ½ mile. Sixteen of the 26 patients preferred their mini-posterior THA over their two-incision THA, and two had no preference.

Rachbauer F. [Minimally invasive total hip arthroplasty via direct anterior approach.] Orthopade. 2005;34:1103–4, 1106–8, 1110.

In a prospective study, it was shown that minimally invasive THA via the direct anterior approach allowed correct positioning of all components, little blood loss or postoperative pain, decreased hospital stays, and accelerated rehabilitation. Of the 100 patients in the series, there were six permanent lesions of the lateral femoral cutaneous nerve.

Teet JS, Skinner HB, Khoury L. The effect of the "mini" incision in total hip arthroplasty on component position. J Arthroplasty. 2006;21:503–7.

A series using the mini-posterior THA showed worrisome results regarding cemented femoral components, with a slight propensity toward varus malpositioning that could complicate long-term outcomes.

Wenz JF, Gurkan I, Jibodh SR. Mini-incision total hip arthroplasty: a comparative assessment of perioperative outcomes. Orthopedics. 2002;25:1031–43.

An early series showed that patients with mini-posterior THA had significantly earlier ambulation with less transfer assistance needed, as well as less blood transfusion requirements.

Woolson ST, Mow CS, Syquia JF, Lannin JV, Schurman DJ. Comparison of primary total hip replacements performed with a standard incision or a mini-incision. J Bone Joint Surg [Am]. 2004;86:1353–8.

This series showed no difference with respect to variables such as blood loss and surgical time, but the mini-incision group was found to have a significantly higher risk of wound complications, higher percentage of acetabular component malposition, and poor "fit and fill" of cementless femoral components.

8 | 骨水泥型髋臼假体

John P. Hodgkinson 和 William J. Hart

争议

- 手术医生有从使用骨水泥假体转到非骨水泥假体的趋势。

- 骨水泥技术的拥护者认为，该技术具有多用途性，在处理各种髋部病理情况时比使用非骨水泥技术好。

- 赞成非骨水泥型髋臼假体的手术医生们认为，在较年轻患者中使用这种假体有更长的生存，并且非骨水泥假体提供了广泛的各种负重面材料。然而，图1是患者在46岁时由John Charnley教授完成的骨水泥型全髋关节置换术，经过30年后的骨水泥假体情况。

治疗选择

- 髋臼假体的主要变化包括：

  - 骨水泥型聚乙烯髋臼。

  - 压配型非骨水泥型假体具有各种表面处理和涂层以促进骨长入。

手术指征

- 为人工全髋关节置换提供髋臼负载区。

检查/影像学

- 大多数情况下，在准备使用骨水泥型髋臼假体时，需要对骨盆前后位X线片情况充分了解。

- 对于有明显畸形或者结构异常的患者，从术前人工重建的髋臼外形视图或者CT扫描中可以得到关于骨储备充分的有用信息，然而通常不这样做。

- 在X线平片上对髋臼大小、内侧壁厚度和内侧骨赘情况进行初步测定。

  - 图2中的术前X线片显示髋臼内侧壁足够厚并伴有一些骨赘，上外侧覆盖良好，可用标准尺寸髋臼假体。

  - 图3中的术前X线片是一个髋臼发育不良患者，内侧壁良好，上外侧覆盖不足，直径较小。

- 必须注意髋臼上外侧覆盖量对于髋臼假体是否足够，是否需要修补外上方缺损区。

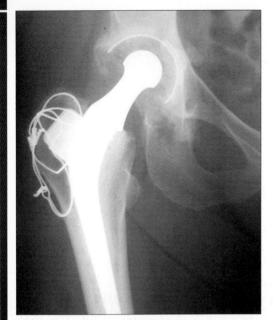

图1

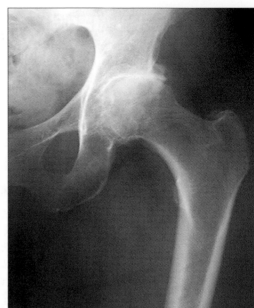

图2

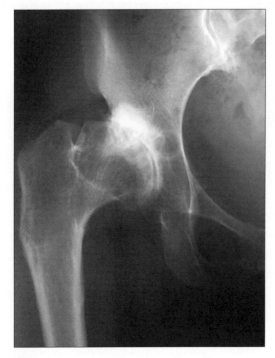

图3

手术解剖

■ 通过各种入路能使髋关节充分显露，见以后章节。
■ 一旦截下股骨头及暴露髋臼，最重要的是确定下缘、髋臼横韧带和髋臼的骨性边缘。

体位

■ 除了使用转子截骨或Smith-Peterson和Watson-Jones入路外，患者通常侧卧位，用前后固定装置固定骨盆。

入路／显露

■ 这里所述的手术方法，患者采用仰卧位及通过转子截骨入路进行右侧全髋关节置换。
■ 如图所示，转子截骨被髂骨上钢钉拉钩拉在近端。邻近髋臼下方边缘可见股骨截骨端，为显露清楚髋臼，将手术侧下肢与对侧下肢交叉（图4）。

手术步骤

第一步

■ 在这一阶段，必须清除进入髋臼内的任何盂唇残余部分和软组织。
■ 放置下方拉钩后可以看到髋臼横韧带，确定髋臼下缘（图5）。这可以避免由于髋臼定位错误造成的高位髋关节中心。
■ 如果髋臼底有一些软组织，这时将它清除。

手术要点

● 尽量少用暴力暴露髋臼。
● 无论用哪个入路，看清楚髋臼的诀窍是正确放置拉钩。

注意事项

● 用自动拉钩尽量保护关节囊完整，而不是切除它。这将增加髋关节术后稳定性。

所需器械

● 如图所示方法，一旦切开阔筋膜就放置Charnley前后向拉钩。
● 一旦完成截骨和取下股骨头，放置Charnley拉钩，同时用有角度的自动拉钩，就可以使髋臼清楚显露。

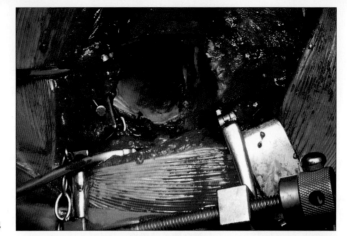

图4

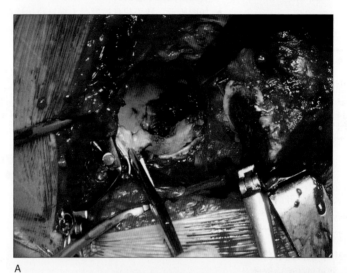

A

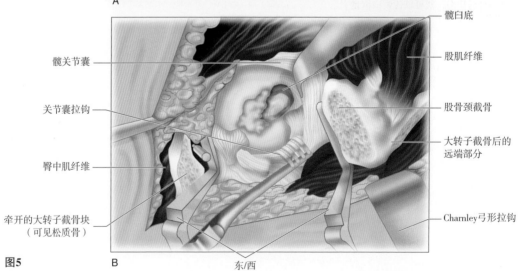

髋关节囊

关节囊拉钩

臀中肌纤维

牵开的大转子截骨块
（可见松质骨）

髋臼底

股肌纤维

股骨颈截骨

大转子截骨后的
远端部分

Charnley弓形拉钩

东/西

图5

B

所需器械

● 各种刮匙、刮勺、环形刮匙及一系列凿子，适用于手法完成髋臼及清除最后残余软组织。

第六步

■ 已经有很多文献描述了髋臼的形状，明确髋臼不是半球形的。提早知道这一情况对于避免过度锉磨髋臼及损失过多前后壁骨质是极其重要的。

■ 锉磨到髋臼锉在前后位平面上同髋臼匹配良好，并去除髋臼表面所有关节软骨。

■ 然后，注意髋臼外上方（图12），确保没有残余软骨或软组织存在。如果没有做到，术后X线片（图13）Charnley和Delee 1区就会出现透亮线。

■ 术中根据情况使用刮匙清理这一区域。

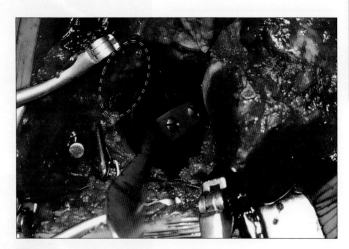

图12

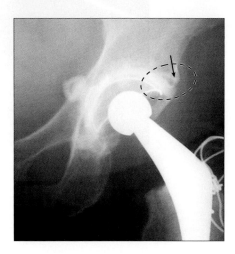

图13

手术要点

- 注意确保每个桩孔间留有适当的皮质骨连接。

- 对于存在有囊肿的区域，用钻头直接钻入囊肿，然后使用刮匙清除囊肿内所有残余组织。

注意事项

- 钻桩孔过深及太靠内侧会导致过多骨水泥进入骨盆，如果以后需要翻修，会导致翻修手术很复杂。

第七步

- 使用动力钻在髋臼骨面钻多个桩孔（图14A和B）。

- 大号1/2in开口钻曾被用于钻耻骨、坐骨和髂骨桩孔。现在我们倾向于在髋臼内钻多个1/4in桩孔，同时注意不要太靠内侧。

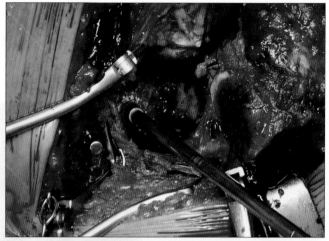

A

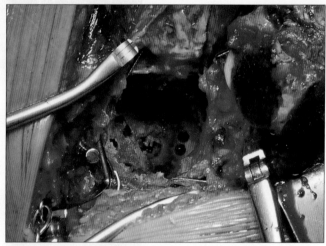

B

图14

第八步

- 要用的髋臼假体尺寸要比最后磨锉的髋臼锉直径小10mm。
- 进行试模时，确保假体凸缘同髋臼边缘完全匹配（图15）。
- 检查假体把持器方向确保假体位于正确位置（图16）。
- 搅拌骨水泥时，冲洗髋臼及在注入骨水泥前，迅速用过氧化氢溶液冲洗。这会使髋臼比较干，骨水泥容易渗入。

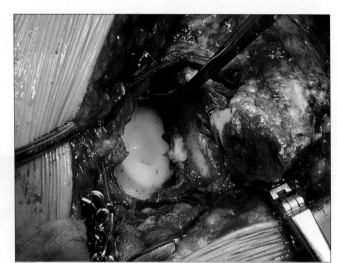

图15

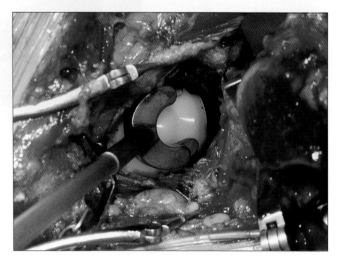

图16

手术要点

● 熟悉所用骨水泥、起效时间和温度及湿度影响，对于正确掌握注入骨水泥时机极其重要。

● 如果情况看起来不是很顺利，那么选择早点去除骨水泥。当骨水泥还是比较柔软时，容易去除大部分骨水泥。一旦骨水泥聚合，就很难了。

第九步

■ 首先，安装内侧骨水泥塞，在其深部表层注入少量骨水泥，用以固定住位置。

■ 尽管有专用的骨水泥加压器，用所示髋臼假体进行的体外研究表明，用假体凸缘良好匹配取得的压力可以比得上使用髋臼加压器时。我们更倾向于将骨水泥弄成团块状注入髋臼，轻轻地用拇指将骨水泥压向髋臼上面部分，然后清除下方骨水泥，以方便正确安装髋臼假体。

■ 随后用把持器和推杆安装髋臼假体。

■ 一旦安装髋臼假体到位后，移去假体把持器。用推杆在假体凸缘边加压，直至骨水泥聚合（图17）。骨水泥聚合后，注意假体凸缘下会有一薄层出现渗血。

■ 这时，移去下方拉钩，避免无意中被骨水泥固定住。在骨水泥聚合时，注意不要过多移动位置。

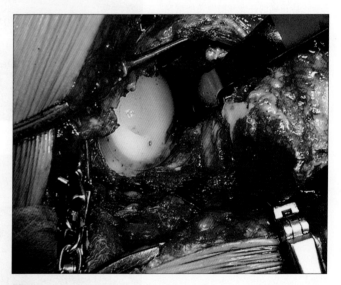

图17

注意事项

- 因为外展肌的遮盖，直接外侧和前外侧入路可能使显露和进入梨状窝起始点显得比较困难。结果是股骨柄进入点发生前移，导致前侧近端同后侧远端一样假体覆盖骨水泥不足（图3）。

入路/显露

- 可分别选用后外侧、前外侧、直接外侧或经转子入路。

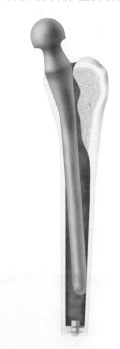

图3

手术步骤

第一步：股骨颈截骨

- 用术前计划和模板测量指导股骨颈截骨平面。
- 用股骨颈截骨导向板标记截骨平面（图4）。

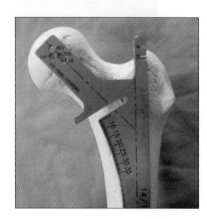

图4

手术要点

● 如果不能使测深器尖端容易地通过髓腔，那么入口点可能是错误的。如果起始点选择太靠内侧，假体在内翻位，尖端将碰到股骨髓腔外侧骨皮质。如果选择太靠前，则假体尖端将碰到股骨髓腔后侧骨皮质，导致前方骨水泥覆盖不足。

注意事项

● 对于极其肥胖以及通过外侧和前外侧入路手术的患者，选择正确的股骨髓腔进入点比较困难。

第二步：股骨髓腔开口

■ 用套筒钻或咬骨钳去除梨状窝处骨皮质，打开股骨髓腔。

■ 可从股骨后外侧进入股骨干，能正确放置股骨柄。

■ 将带T型手柄的髓腔探测器插入股骨近端，至接近股骨柄长度的深度。注意经过相同的后外侧起始点插入器械，应该很容易进入股骨。

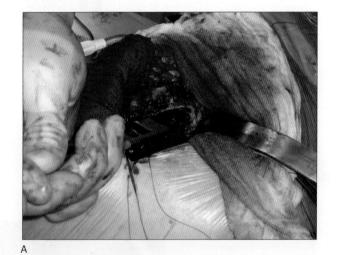

A

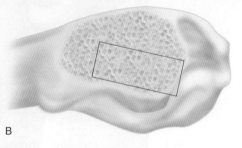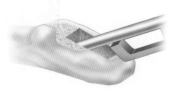

B

图5

第三步：股骨近端准备

■ 用盒式骨凿（图5A和B）去除股骨颈外侧和大转子内侧骨质，这些骨质阻碍了直接通到股骨髓腔。另外，也可使用向外侧偏移的髓腔扩钻来去除这些骨质。

第四步：磨锉

■ 然后，按大小顺序依次插入股骨磨锉，注意要持续向后外侧用力，避免股骨柄轴线不良（图6A和B）。在插入每个试模时，注意控制前倾角。

■ 最好在髓腔内侧和前侧保留至少3mm厚的松质骨（图7）。如果松质骨较少，则应相应减小股骨假体大小。

■ 打入最后一个磨锉后，移去磨锉手柄，进行复位测试。当关节稳定性和下肢长度满意后，关节脱位，用电刀或记号笔将前倾角位置标记在股骨颈内侧。然后，取出试模假体。

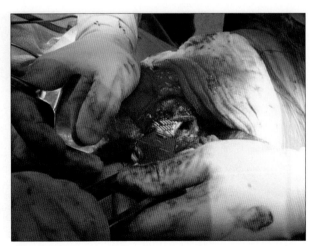

A

B

图6

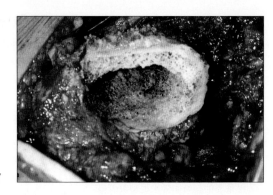

图7

第五步：股骨髓腔的最后准备

- 用股骨刷子去除残骸或松质骨碎片。
- 根据股骨髓腔大小决定所选择的骨水泥限制塞（图8A和B）。根据声音及器械测定来确定髓腔直径和柄远端中置器大小。骨水泥塞比通过的最大试模至少应大2mm，安放在股骨柄末端以远大约1.5~2cm（图9）。

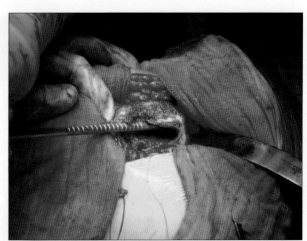

A

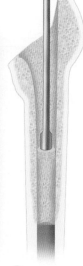

B

图8

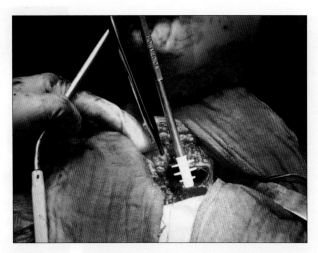

图9

■ 股骨髓腔用脉冲式冲洗枪彻底冲洗，该冲洗枪具有长喷嘴，垂直
于股骨长轴进行冲洗（图10A和B）。冲洗髓腔松质骨，直到没
有残余血和骨髓组织，这有助于骨水泥结合及骨水泥覆盖加压
（图11A和B）。

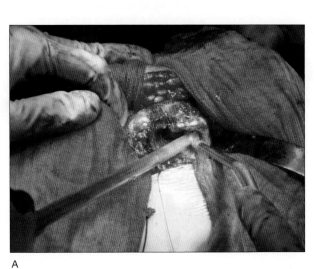

A

B

图10

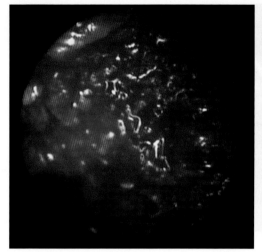

A

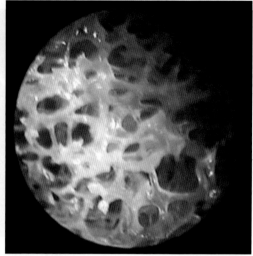

B

图11

- 经过彻底冲洗后，完全吸干股骨髓腔，紧接着安放第六步准备好的骨水泥。

第六步：骨水泥调合

- 手术医生和手术室团队不但应该熟悉使用的骨水泥特性，而且应该熟悉用做准备骨水泥的设备。
- 在真空或带离心机的容器内混合骨水泥。通常混合两包40mg骨水泥用于股骨柄安装。有时对于极其宽大的"烟囱式"股骨，需要3~4包骨水泥来充填髓腔。
- 对于先前有感染史或糖尿病的患者，或长期使用类固醇治疗的患者，考虑使用抗生素骨水泥。

第七步：骨水泥应用

- 骨水泥状态变化取决于室温、湿度，同样也取决于骨水泥的类型和添加剂。

手术要点

- 使用骨水泥前提醒麻醉师，使他或她在这时准备好处理患者血流动力学情况的任何变化。

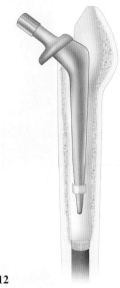

图12

注意事项

- 手术医生必须清楚知道股骨上的任何钉孔或骨皮质缺损，这些情况是由于先前有内固定物或准备股骨时造成的，是为了防止将骨水泥从钉孔或骨缺损处挤出至软组织。

手术要点

- 错误的插入点导致柄处于内翻位置或在Gruen8/9区域骨水泥覆盖不足。

- 一般建议骨水泥中等黏稠时使用。当骨水泥从喷嘴末端出来，失去表面光泽及没有粘住手术医生手套时，就可以使用了。
- 在骨水泥限制塞上面，以逆行方式将骨水泥喷出（图12）。注意不要把喷嘴末端埋在骨水泥中，因为这将导致骨水泥产生空隙。
- 填满股骨后，用股骨近端密封垫并继续添加骨水泥，对股骨髓腔内的骨水泥加压。用一种缓慢、稳定、匀速的方式将骨水泥喷出，时间在2~3分钟内。骨水泥从股骨近端溢出和完全没有髓内出血，这时表明加压程度适宜。

第八步：安装股骨柄

- 选择股骨柄假体可根据手术医生习惯、文献资料以及目前医院可应用的柄而定。
- 为了防止股骨柄位置偏移和骨水泥覆盖不足，插入柄的进入点就是用于开口股骨髓腔的同一后外侧起始点。
- 用股骨柄把持器将股骨柄缓慢插入。把持器不能连在股骨柄上太紧，但是应能控制股骨柄的前倾。

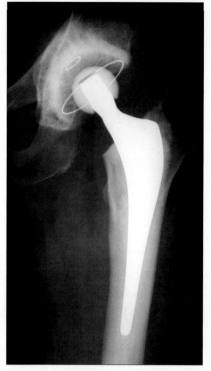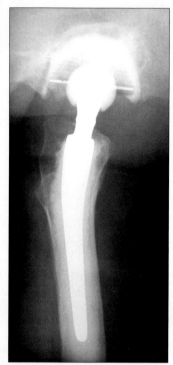

A   B

图13

- 安装股骨柄期间，骨水泥一般处于中等黏稠状态。当应用较大型号的股骨柄时，要较早插入，因为插入此类股骨柄时，将挤走较多骨水泥。
- 图13是前后位（图13A）和侧位（图13B）X线片股骨柄的最终情况。

术后处理和预后

- 术后当天通常允许患者下床和部分负重。术后最初4周，患者需使用助步器或双拐，然后用单拐，直到平衡和力量恢复。
- 在关闭伤口前，用局麻药进行软组织浸润镇痛。术后晚上常规予以患者PCA（patient-controlled analgesia）镇痛泵。如果术后第一天患者可以进食，则开始予以口服麻醉性镇痛药。

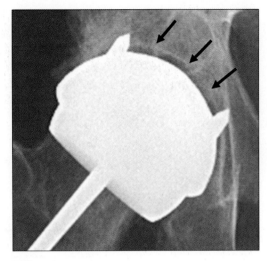

图5

手术解剖

- 图6A显示髋臼底是可靠的解剖标志，在锉磨前，应先确定这个标志。图6B中内侧环形线显示髋臼底轮廓，外侧环形线是髋臼边缘。髋臼底可能被软组织或骨赘覆盖。这就是X线片上所示泪滴的外侧边界。

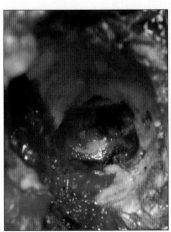

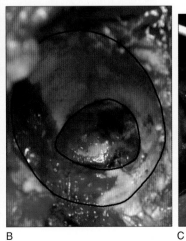

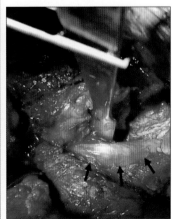

A

B

C

图6

- 应清除髋臼唇，确定髋臼骨质边缘。
- 坐骨神经位于梨状肌肌腱后方，经过坐骨表面。通过触诊确认坐骨神经，放置髋臼拉钩时，注意保护坐骨神经。髋关节屈曲时，坐骨神经拉紧。锉磨髋臼时，不要完全屈曲髋关节，因为后方拉钩邻近坐骨神经，这可能压迫坐骨神经（Satcher等，2003）。图6C显示髋关节屈曲时，坐骨神经（箭头所示）紧邻后方髋臼拉钩。

体 位

- 无论是后侧或直接外侧（Hardinge）入路，患者均取侧卧位。

手术要点

- 放置腋枕，保护对侧臂丛神经。
- 对侧膝关节的腓骨头应放置垫子，防止压迫腓总神经。
- 稍微屈曲对侧髋关节，因为屈曲挛缩将影响骨盆位置。
- 将同侧的上肢放在上方搁架（图7A）或枕垫上，使其平行于下面的上肢，以避免上位脊柱旋转。

注意事项

- 摆放体位时，没有装置能在手术期间保持骨盆位置完全不变。这时应通过触摸髂前上棘，不时地检查骨盆位置。对于极其肥胖的患者来说，骨盆稳定性下降更多。
- 如果采用后入路，在准备髋臼侧时，将股骨和小腿拉到前面。大腿和小腿重量能造成髂骨向前倾斜，这会导致髋臼假体前倾不够。因此，安装臼杯假体时，通过向后拉髂骨，重新固定骨盆，或将髋臼假体安装装置屈曲，以抵消髂骨向前倾斜。

装　置

- 有或无侧面支撑的可充气袋或一些带纵向衬垫杆的装置，用于侧卧位时将患者牢固固定。图7B是用带衬垫杆顶着骶骨固定患者。另两个带衬垫杆顶着耻骨联合和髂前上棘，将患者固定于侧卧位。对于极其肥胖的患者，为了有更多支撑而需将胸部捆绑在手术台上。

争　议

- 纵向带衬垫杆装置压在骨突出部位，包括耻骨联合、髂前上棘和骶骨，比可充气袋提供的稳定性更好，但压在髂前上棘上有时会造成股外侧皮神经感觉障碍（Kitson和Ashworth，2002）。

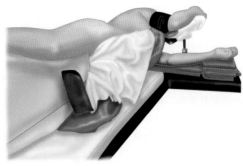

A

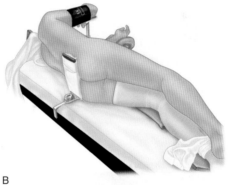

B

图7

所需器械

- 用Charnley型自动拉钩拉开皮肤、皮下组织和筋膜层。图8A示Holman或类似拉钩安放在髋臼缘前方和后下方，以牵开股骨近端和软组织。图8B中标记的是Charnley拉钩（C）、后方Holman（P）和前方Holman（A）拉钩，以及股骨近端（F）。

争议

- 用微创入路可以保留更多关节囊和止于股骨近端的短外旋肌腱，这使髋关节术后更稳定、更早恢复功能。然而，这些微创入路可能不适用于肥胖或髋关节僵硬患者，显露这类患者的髋关节需切开更多软组织，以达到活动股骨和充分显露髋臼。

入路/显露

- 通过后侧、直接外侧（Hardinge）或者前侧入路显露髋部。

手术要点

- 要充分显露髋臼周围。
- 清除髋臼唇，确定骨质边缘。
- 对于后侧入路，将股骨拉向前方；对于外侧或前侧入路，将股骨拉向后方。

注意事项

- 股骨近端具有充分活动性对显露髋臼来说是必需的。
- 下方髋关节囊可能限制股骨充分活动。
- 将关节囊四周切开或切除，使股骨活动度更大，并更好地显露髋臼。

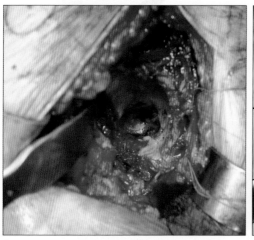

A

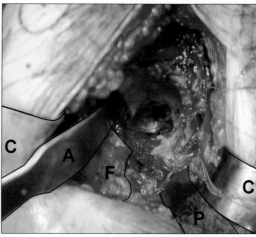

B

图8

注意事项

- 显露不充分导致不匀称锉磨。在后侧入路，因前方活动性差或股骨近端拉开不足造成股骨同髋臼锉撞击，这种疏忽导致髋臼锉磨穿髋臼后壁（相反情况是用直接外侧或前侧入路）。
- 比较常用的髋臼锉（大小从50~56mm）由于反复使用可能变钝，这就需要更换。将用过的髋臼锉磨快后能减小所需锉磨的直径。

所需器械

- 半球形"乳酪刮丝器（cheese grater）"样髋臼锉通常用于准备髋臼。更小"半截型（cutout）"髋臼锉在小切口时更容易插入，但是锉磨过程中可能会卡住髋臼边缘。
- 试模杯同锉过的最大髋臼锉直径一样大小。应安装试模，以确认锉磨过的髋臼是半球形且同最后的髋臼锉直径一样大小。

争议

- 并不是总须内移至髋臼底。内移使髋臼假体周围有更好的覆盖，但比不完全内移去除了更多骨质。将臼杯安装在更外侧位置保留了更多内侧骨质，这有利于以后移除臼杯及翻修。然而，髋关节中心外置也增加了关节应力，使得负重面磨损增加。

手术步骤

第一步：锉磨髋臼

- 确定髋臼内侧底后，用相对小的髋臼锉向内于髋臼底水平锉磨。图9显示内移后髋臼底与锉磨过的髋臼连续性。按大小顺序系列髋臼锉扩大髋臼。
- 按直径逐渐增大髋臼锉，通常每增大2mm，扩大髋臼锉，磨到周围边缘，与此同时保持内侧及外侧髋臼壁完整。图10显示仍可看到的髋臼底部，最后锉磨后仍保持了髋臼壁完整。

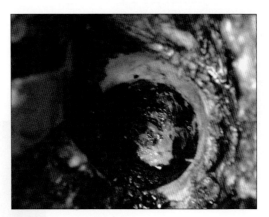

图9

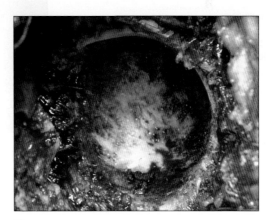

图10

手术要点

● 机械校准装置有助于定位髋臼假体。大多数校准装置的垂直肢成45°角，故应比垂直位略外展，达到40°外展（图11A）。校准装置的水平肢，如图11B中显示X形杆，与上部身体轴线方向一致，定位髋臼假体前倾20°~25°。

注意事项

● 准备髋臼和安装白杯过程中，骨盆可能向前倾斜。纠正骨盆位置或安装时白杯屈曲，抵消骨盆向前倾斜。

所需器械

● 校准装置通常包括与垂直位45°外展棒及前倾导向装置。然而，可以单独用安装装置棒定位，白杯安装过程中也可以测定位置。

第二步：校准

■ 髋臼假体在大约外展40°~45°及前倾20°~25°的位置，可得到最大程度的稳定和活动范围。

■ 安装白杯后，使用试模内衬。安装股骨假体后，测定髋关节活动范围和稳定性。如果发生撞击，需调整白杯位置。

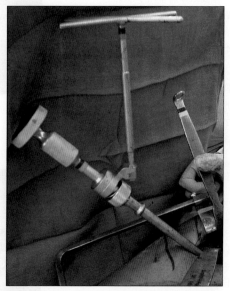

A

图11

争议

● 与机械的校准装置相比，用计算机模板导航测量可以更加准确地安装髋臼杯，但这需要额外的手术时间、设备、工作人员和对外科医生进行培训。计算机模板测量的相对益处不一定超过费用和患者显露的额外手术时间的缺点。然而，随着计算机模板测量的进一步发展，当花费及耗时更少时，可以更常用这种技术。

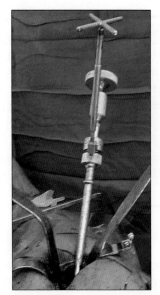

B

图11（续）

第三步：安装压配髋臼假体

■ 对于压配固定，髋臼假体稍大于锉磨的髋臼腔。

■ 髋臼假体稳定性源于髋臼假体缘牢固地固定于周围髋臼骨质，当臼杯内侧部分受到更多应力，会导致髋臼假体稳定性变差（图4）。

■ 安装金属臼壳后，用骨凿或咬骨钳去除周围骨赘（图12A箭头所示），防止撞击发生。

■ 图12B显示了压配髋臼杯的术后位置。髋臼假体内移至泪滴或髋臼底，有足够的外侧覆盖，使得假体具有牢固的压配稳定性。

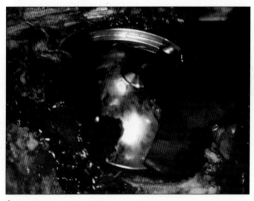

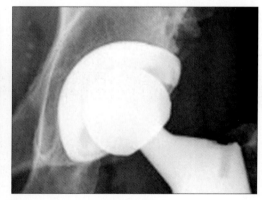

A

B

图12

第四步：螺钉固定

手术要点

● 应将螺钉拧在后上方向。向前方钻入钻头时，可能发生髂血管损伤。

注意事项

● 髂静脉沿骨盆内壁，在髋臼前内侧壁对面。向前方钻入钻头时，可能发生髂血管损伤。应避免将螺钉拧在髋臼前上象限。

所需器械

● 通过髋臼杯穹顶处拧入螺钉，可弯曲钻头和螺丝刀是必备的。用手柄将钻头和螺丝刀拧入时应尽可能水平，以达到拧入时的最大扭转力。切口末端会限制钻头或螺丝刀水平操作。

争议

● 可以在穹顶或外围拧入螺钉，达到螺钉固定。外围螺钉固定需要髋臼杯具有足够大的金属边缘，使有金属在螺钉头周围，这会限制髋臼杯内径及内衬大小。

■ 图13A显示了髂骨内长（40~50mm）螺钉，拧在上方的螺钉没有穿出髂骨皮质。短（20~25mm）螺钉被拧在后侧，朝向坐骨切迹，穿出骨盆皮质。

■ 最常用的髋臼杯例如图13B所示，包含了2层可用的螺钉孔。上方髂骨内长螺钉被拧在内圈螺钉孔，而后方螺钉可拧于内圈或外圈螺钉孔（图13C和D）。

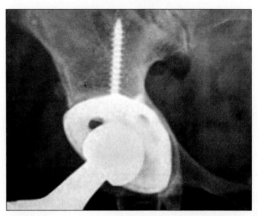

A

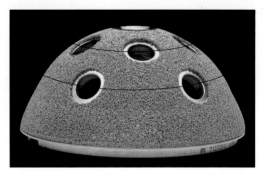

B

图13

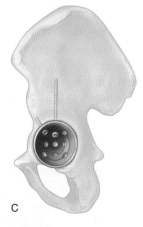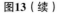

C

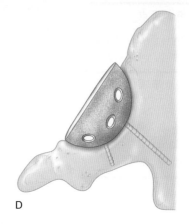

D

图13（续）

争议

- 负重压力可能导致髋臼假体扭转，特别在骨储备相对缺乏而又用压配技术时，将使假体发生早期移位。然而，髋臼假体术后早期移位多由于外伤，例如跌倒后会发生髋臼假体移位。即使允许患者完全负重活动，为尽量减少术后摔倒风险，仍需要使用一些步行辅助工具（助步器或拐杖）。

术后处理/预后

- 按照髋关节脱位预防措施进行。
- 负重不一定要受限。限制负重通常是对使用非骨水泥股骨假体时，因为股骨假体可能下沉，但是因为髋臼半球形的几何形状，所以髋臼假体是牢固稳定的，能承受早期负重压力。

（陆海明 译 朱力波 校）

相关文献

Clohisy JC, Harris WH. The Harris-Galante porous-coated acetabular component with screw fixation: an average ten-year follow-up study. J Bone Joint Surg [Am]. 1999;81:66–73.

One hundred seventy-seven patients (196 hips) with cementless porous coated Harris Galante acetabular components were reviewed after an average follow-up of 122 months. Eight well fixed acetabular shells (4 percent) were revised: three were revised because of dissociation of the liner, three were revised during revision of the femoral component, and two were revised because of retroacetabular osteolysis. No acetabular component migrated, was radiographically loose, or was revised because of aseptic loosening.

Dorr LD, Wan Z, Cohen J. Hemispheric titanium porous coated acetabular component without screw fixation. Clin Orthop Relat Res. 1998;(351):158–68.

One hundred eight patients (115 hips) with cementless anatomic porous replacement hemispheric acetabular components implanted without screw fixation were evaluated after an average follow-up of 6 years. No acetabular metal shell had been revised for loosening or was radiographically loose. Reoperation was required in nine (8 percent) hips because of polyethylene insert wear or dissociation.

Hozack WJ, Rushton SA, Carey C, Sakalkale D, Rothman RH. Uncemented total hip arthroplasty in Pagets disease of the hip. J Arthroplasty. 1999;14:872–6.

Five patients with Paget's disease involving the acetabulum were treated with cementless acetabular components during total hip arthroplasty. At an average follow-up of 5.8 years, all acetabular components were well fixed radiographically with no migration or loosening.

Kitson J, Ashworth MJ: Meralgia paraesthetica: a complication of patient positioning device in total hip replacement. J Bone Joint Surg [Br]. 2002;84:589–90.

The authors described three patients who developed meralgia paraesthetica in association with the use of padded post positioning devices during total hip arthroplasty.

Ries MD, Harbaugh M. Acetabular strains produced by oversized press fit cups. Clin Orthop Relat Res. 1997;(334):276–81.

Using finite element analysis, the authors found that with a constant amount of oversizing (for example, a cup which is one mm larger than the reamed acetabulum for all acetabular sizes) the relative expansion of the acetabulum and risk of fracture during press fitting will be greater in a small compared to a large acetabulum.

Rose PS, Halasy M, Hanssen AD, Sim FH, Lewallen DG, Berry DJ. Total Hip Arthroplasty After Pelvic Radiation: Results with Trabecular Metal Acetabular Components. Washington, DC: American Academy of Orthopedic Surgeons, 2006.

Twelve patients (13 hips) with previous pelvic irradiation therapy were treated with cementless acetabular reconstruction using trabecular metal components. After an average follow-up of 29 months none of the components had migrated or loosened.

Satcher R, Noss RS, Yingling C, Ressler J, Ries MD. The use of motor evoked potentials to monitor sciatic nerve status during revision total hip arthroplasty. J Arthroplasty. 2003;18:329–32.

Motor-evoked potentials (MEPs) were used in combination with electromyography (EMG) monitoring during revision total hip arthroplasty in 27 patients. Significant electrical events occurred, most commonly during acetabular retraction while the hip was in a flexed position.

11 | 非骨水泥型股骨柄

Claire F. Young 和 Steven J. MacDonald

手术指征

- 有关节炎症状且保守治疗失败的患者。
- 股骨近端几何形态是香槟杯形和漏斗形的患者适合用非骨水泥柄。

检查/影像学

- 通常要做的髋关节检查包括术前测定下肢长度差异。必须评估患者对于下肢长度差异的看法。
- 平片：
  - 前后位骨盆片、前后位和侧位髋关节片（图 1A 和 B）。
  - 评估股骨近端的几何形态是否适合用非骨水泥柄（图 2）。如图 2 所示，Dorr A 型和 B 型股骨髓腔适合非骨水泥固定，然而 Dorr C 型用非骨水泥柄可能比较困难。为选择假体进行相应的模板测量，这部分内容已于"4. 初次全髋关节骨换模板测量"中描述。

手术解剖

- 大转子位于股骨轴线稍微后外侧。臀中肌肌腱附着于外侧缘，臀小肌肌腱在前面。
- 梨状肌肌腱附着于大转子内侧面的窝，这是进入股骨髓腔的明显标志。
- 坐骨神经经坐骨大孔、梨状肌下离开骨盆，然后走行于大腿后面。在转子后放置拉钩时，注意抬高伤口中的股骨近端，以保护坐骨神经。

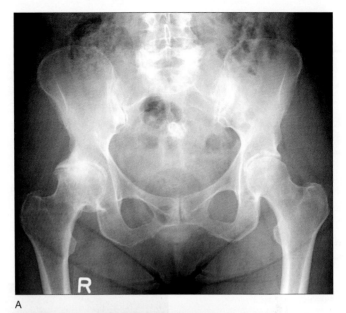

A

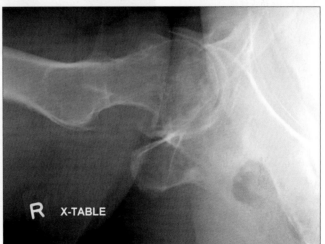

图1　B

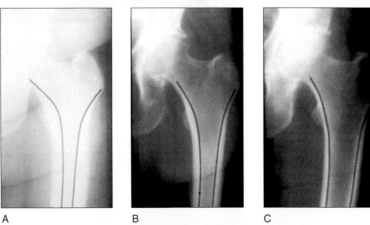

图2　A　　　　　B　　　　　C

体位

■ 患者侧卧位，患侧在上，用前部和后部体位支撑垫固定骨盆。

■ 把下肢包起来且使其活动不受限，脱位时将下肢使用的袋子固定于铺巾上，用于保持足部无菌。

■ 股骨内旋（后侧入路）或外旋（外侧入路），以便使胫骨垂直于地面，从而使股骨近端暴露在伤口视野中（图3）。

入路/显露

■ 第5章和第6章已经描述过全髋关节置换的显露。

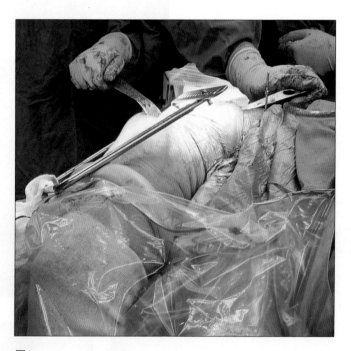

图3

手术要点

● 股骨近端放截骨导向板，以确定股骨颈截骨水平。

注意事项

● 小心保护周围软组织，截股骨颈之前在颈周围放2把Hohmann拉钩。

所需器械

● 用下肢长度、偏距导向装置和钢钉做精确测量。
● 动力摆锯用于股骨颈截骨。

手术步骤

第一步

■ 手术显露期间和使髋关节脱位前，用导向装置测定下肢长度和偏距。把髋关节摆放在使双下肢膝关节和足对齐的体位。
■ 用电刀和记号笔在大转子最高点做一个横向的记号。
■ 通过戳个小切口，在髂骨翼中固定一个带刻度的螺纹针。
■ 然后，根据患者术前下肢长度和髋关节偏距，设置下肢长度和偏距导向装置（图4）。然后，把导向装置放在一边，用不着调整，在重建关节后用于测定肢体长度和偏心距。
■ 根据术前的假体模板测量，确定股骨颈截骨合适水平（通常高于小转子水平一指宽）。

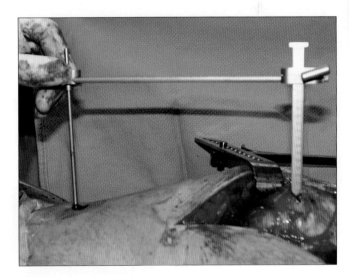

图4

争议

- 通过把双足并拢在一起和确定膝关节相对位置，也可以测定下肢长度，但是这种方法与使用导向器相比，较不准确。如果使用这种方法，必须考虑下肢相对外展/内收的位置。
- 目前可以用各种不同设计的柄，比如锥形柄、圆柱形柄和解剖柄。第一步都相同。锥形柄和圆柱形柄股骨准备和股骨假体安装将分别在下面讨论。
  - 锥形柄类型设计是近端到远端锥形楔入股骨干骺端区域。锥形柄的近端部分有多孔涂层，以提高初始稳定性及使骨长入。这种柄的几何设计使它可以降至最大匹配度位置，改善股骨近端该假体的负载分配。
  - 圆柱形柄通过紧紧地与骨干匹配而取得初始稳定性。髓腔通过扩髓等操作后适应圆柱形柄，这种柄在全多孔涂层的情况下，有最大程度使骨长入的能力。

手术步骤：锥形柄技术

第二步

- 确定梨状窝以及用盒式骨凿开口股骨髓腔（图5）。股骨髓腔被打开。
- 插入髓腔探测器，确定股骨直的通道（图6）。

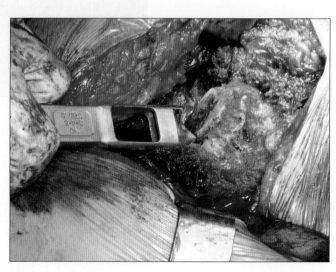

图5

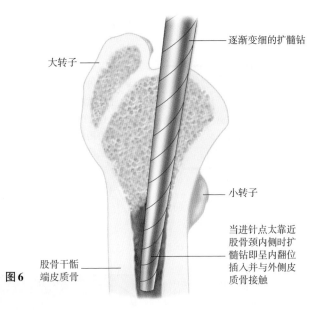

大转子

逐渐变细的扩髓钻

小转子

当进针点太靠近
股骨颈内侧时扩
髓钻即呈内翻位
插入并与外侧皮
质骨接触

股骨干骺
端皮质骨

图6

第三步

■ 开始用最小锥形髓腔钻锉磨股骨髓腔。插入髓腔钻，开始锉磨时
稍微靠后外侧，以确保进入髓腔中央。

■ 然后，用系列大小髓腔钻扩大髓腔，直至感觉锉到硬的皮质骨。
插入足够的深度（相对于大转子），通常标记在髓腔钻上（图
7）。决定最后假体尺寸的大小是根据试模匹配，而不是髓腔
钻。一旦感到阻力，应当停止扩髓，以免髓腔钻相比于最后的试
模太大。

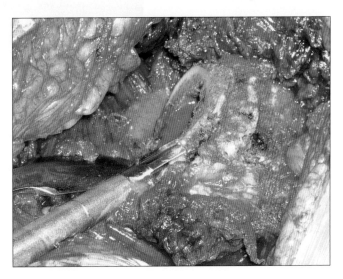

图7

■ 如果术中发现假体大小比模板测量小很多，很可能是在内翻位进行股骨准备。

第四步

■ 用试模磨锉股骨髓腔去除松质骨，同时保持与股骨轴线一致。插入试模，保持股骨颈前倾。通过试模柄上的前倾导向装置取得合适的前倾（图8）。

■ 开始用的试模比使用过的最大髓腔钻小三个尺寸。插入试模，直至顶部到达股骨颈截骨水平。按大小顺序插入一系列试模进行磨锉，直到模板测量的尺寸。安装试模到位后，它的顶部到达股骨颈截骨水平。最终的试模在股骨髓腔内应具有旋转稳定性，稳定性可以通过在股骨内旋转试模来测定。

手术要点

● 在进一步进入之前，偶尔将髓腔中试模后退一点距离，就可以清除试模上骨质的齿状部分，从而使试模更容易进入。

注意事项

● 需要注意保持试模靠外侧，同股骨髓腔方向一致，以防内翻。

● 保护外展肌肉组织，预防试模破坏。

● 必须小心地移除试模，保护大转子不骨折。在移除试模时，用轻微内翻的力在试模手柄上，有助于把大转子骨折风险降至最小。

所需器械

● 系列大小股骨髓腔试模、试模手柄、前倾把手和锤子。

● 股骨距平面锉。

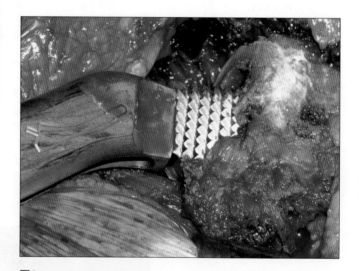

图8

- 通过试模手柄，后倾股骨柄，测试其稳定性。如果骨-试模界面间没有移动，那么试模在股骨髓腔内是稳定的。
- 如果选择的试模大小在股骨髓腔内不稳定，则移除此试模。将下一尺寸髓腔钻插入合适深度，然后用相应大小的试模再锉磨髓腔。重新测定试模稳定性。例如，如果3号试模在股骨髓腔内旋转不稳定，移除试模，用4号髓腔钻扩髓，然后再测定稳定性前插入4号试模。
- 移除试模手柄，留试模在股骨髓腔内。用股骨距平面锉锉磨股骨距部分，使其与试模匹配。

第五步

- 试模上用于测试的颈，通过模板测量确定标准或高偏距。安装所选直径和长度的试模股骨头，复位髋关节。
- 然后，在髋关节充分伸直、外旋以及充分屈曲、内旋的情况下，检查它的稳定性。然后，双足相对，用原先设置好的导向装置检查下肢长度和偏距。髋关节不稳定则说明关节太松、骨撞击或者假体位置不对。
- 可以对髋关节反复进行试模测试，选择不同的颈偏距和颈长，直到取得预期的稳定性、偏距和下肢长度。

手术要点

- 下肢屈曲20°和内旋30°时，股骨头与髋臼的赤道平面一致，说明假体的位置正确。

- 如果试模测试可以用的最短头时，显示下肢长度正合适。在这种情况下，必须小心，因为股骨假体最终位置通常将比最后试模位置高2~3mm。如果在试模测试中发现这种情况，应重新进行试模（和股骨假体植入），向远端前进几毫米。

所需器械

- 确定偏距可根据不同试模大小、股骨头直径与不同颈长进行选择。

手术要点

- 用锤子击打前，如果不能用手将假体柄插到合适的水平（距离多孔涂层一指宽的范围内），则移除假体柄，然后用最后尺寸的试模重新磨锉。这将确保假体柄安全安装而无股骨骨折。

- 安装假体柄期间，偶尔中断击打以使股骨（和外科医生）放松。

- 通常发现假体柄固定位置将比最后的试模位置高2～3mm。

注意事项

- 安装锥形柄时，如果太用力，可能会劈裂股骨髓腔。如果假体柄不前进且还没有安装到位时，取出假体柄，然后再次磨锉髓腔。

所需器械/使用方法

- 股骨柄插入器和锤子

第六步

- 移去试模，安装选择的股骨假体柄。将假体柄连接于柄插入器，插入股骨髓腔。用手插入时，使假体柄到达距离多孔涂层近端一指宽以内（图9）。然后，用锤子轻柔击打，将假体柄安装到位。

- 然后，安装所选试模头于柄锥形接口处，复位髋关节后再测定髋关节稳定性和下肢长度。冲洗柄锥形接口处并使之变干，安装最终选择的头。

- 彻底冲洗髋关节，注意确保髋臼内无残骸，然后复位髋关节。

- 缝合关节囊，然后逐层关闭髋部切口。

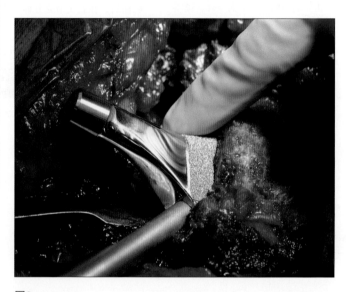

图9

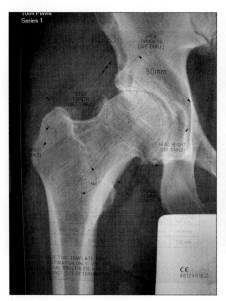
A

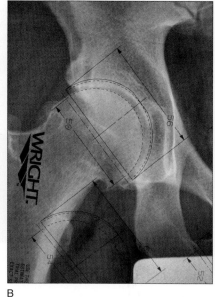
B

图1

- 要获得手术成功，模板测量是手术前最重要的一步。
- 采用放大15%的模板置于前后位和侧位片上进行测量（图1A和B）。
  - 前后位片：
    - 首先，测量股骨头的大小。图1A中点状线显示的是髋臼挫应该要挫磨到的水平。股骨颈处的切迹是应当要避免的。
    - 然后，测量髋臼的大小，要记住的是，Convers Plus提供3mm和5mm两种不同的髋臼杯厚度，允许对头臼不匹配进行调整。例如，对于正常髋臼，50mm的股骨头可以与56mm的正常厚度髋臼杯相匹配，而如果髋臼浅而宽，则可以使用60mm的加厚型臼杯。

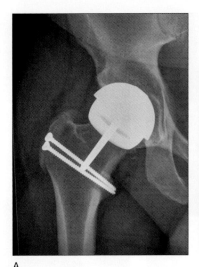

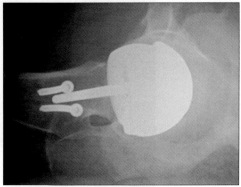

A   B

图2

- 侧位片：
  - 在侧位片上测量股骨部件的对位，关键是重建股骨头-颈前方的偏距（图2A和B）。为了重建前方偏距，假体可能需要向前方移位。

CT检查

- 用以评价骨性结构（骨赘、骨折碎块等）。

手术解剖

- 表面髋手术最常用的手术入路依然是后方入路。本章所采用的手术入路是由Ganz 等（2001）描述的，被用来进行髋关节脱位。此一手术入路较后入路优势之处在于更少的软组织剥离，同时能保留更多的股骨头骨外血供，对于预防股骨部件的松动和股骨颈骨折有一定意义。
- 股骨头的血供主要来自于旋股内侧动脉（MFCA），少部分来自于旋股外侧动脉（图3）。

治疗选择

- 非手术治疗
- 半表面置换：作为一种姑息治疗，适用于30岁以下的年轻病人，同时髋臼软骨损伤很小，而股骨头侧存在塌陷前期或初期的大片骨坏死区域。
- 全髋关节置换。

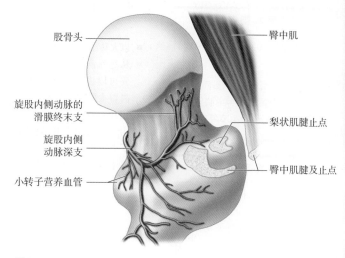

股骨头

臀中肌

旋股内侧动脉的
滑膜终末支

梨状肌腱止点

旋股内侧
动脉深支

臀中肌腱及止点

小转子营养血管

图3

- Gautier 等（2000）清晰地描述了MFCA的解剖。
- MCFA基本上都是从股深动脉发支。作为五个分支中的深支，它从耻骨肌和闭孔外肌之间，朝转子间嵴走行。在后方，可以在下孖肌和股方肌之间找到。它一直走行于闭孔外肌肌腱的后方，上孖肌、闭孔内肌和下孖肌肌腱的前方。
- 在髋关节囊水平，它从上孖肌肌腱止点和梨状肌肌腱远端穿入关节。然后发出2~4支关节支，走行于关节滑膜鞘下，在股骨头骨与软骨交界以远2~4mm，从滋养孔穿入股骨头。

体位

- 对绝大多数表面髋关节置换手术采用脊髓麻醉。
- 患者取侧卧位，用带衬垫的固定架固定骨盆和胸廓。
- 整个患肢都要消毒准备并能自由移动，用腿套套到大腿中部。

手术要点

- 将病人置于手术床上稍向前的位置，以使得准备股骨部分时腿部的放置更方便。

手术要点

- 将髋关节伸直，以利于方便地活动髂胫束。

- 在大转子截骨时，在余下的大转子骨块上保留部分臀中肌肌腱，可以确保截骨位于关节外。

- 截骨时持续冲洗锯片以防过热。

注意事项

- 大转子截骨点的标记对于截骨块能否存活至关重要，也应当避免穿入股骨颈以及MFCA的关节囊支。

- 经常发现病变的髋关节僵直于外旋位，这样在截骨时由于无法得到足够的内旋，就难于获得准确的截骨平面。在这种情况下，医生必须将锯片随之外旋来获得补偿，才能避免截骨时穿入股骨颈。

入路/显露

- 以大转子为中心做一个略向后转的切口，长度约12~14cm（图4）。

- 从远端向近侧从臀大肌和阔筋膜张肌之间切开髂胫束，如果必要可以进一步分离皮下软组织。对于体型较大的男性患者，分离臀大肌更容易些。

- 切开大转子的滑囊。

- 用一把直角牵开器将臀大肌牵开，以暴露臀中肌的后缘以及其下方的臀小肌和梨状肌交接处。

- 将下肢置于15°内旋，放在一个带衬垫的Mayo支架上，用电刀在大转子上作截骨标记，记住在大转子主体上保留2mm的臀中肌腱袖（图5A和B）。截骨块近端位于臀中肌内缘的外侧，远端经过股外侧肌结节。

- 然后，将股外侧肌从结节向远端剥离，直到臀大肌附着处。特别注意不要危及股外侧肌在大转子上的止点。

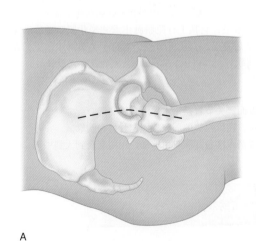

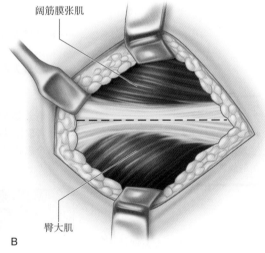

阔筋膜张肌

臀大肌

A

B

图4

前面观　　　　　后面观

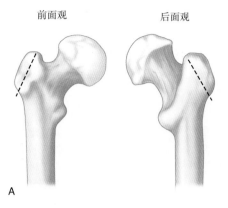

A

阔筋膜　臀小肌　臀中肌　梨状肌　股外侧肌　内旋

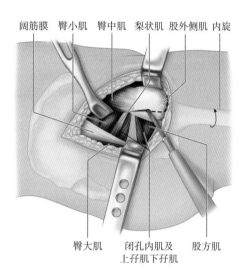

臀大肌　　闭孔内肌及　　股方肌
　　　　上孖肌下孖肌

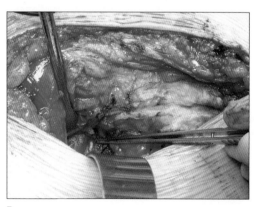

B

图5

所需器械

- 钝性Hohmann拉钩。

争议

- 大转子截骨块的不愈合率在1%~2%（Beaulé等，2007）。

■ 用3.2mm钻头在股骨大转子截骨块的近侧1/3进行预钻，方向朝向内下方的小转子。这一步有助于在手术结束时将骨块进行复位。

■ 用一把薄锯片（0.09mm）进行大转子截骨。

■ 锯下后用一把Hohmann拉钩将截下的骨块向上牵开（图6）。沿梨状肌肌腱近端边缘，将臀小肌向前上牵开，将臀中肌剩余部分从股骨上剥离。

■ 需要对前方关节囊进行锐性切开，因为前方臀小肌和髂股韧带/关节囊非常难于分离。

■ 将患侧下肢置于屈曲和外旋位，这样便于将股外侧肌和中间部从近段股骨的前外侧部分离并牵开（图7）。

■ 继续屈曲下肢，对臀中肌和臀小肌用一把直角拉钩向前牵开，暴露关节囊。然后，沿远侧股骨颈轴线及后方髋臼缘，对关节囊采用"Z"字形切开（图8）。注意沿股骨颈上缘走行的支持带血管。

■ 随后将关节囊从髋臼缘向前后分离，同时注意保护小转子后方区域，从而保护旋股内侧动脉（MCFA）的主干。

■ 屈曲、外旋和内收小腿，同时用一把骨钩置于股骨颈下方，将髋关节脱位。

■ 髋关节脱位后，将大转子的截骨块向前方牵开，患侧下肢依然屈曲和外旋并被置于一消毒袋中，悬垂于手术床边。

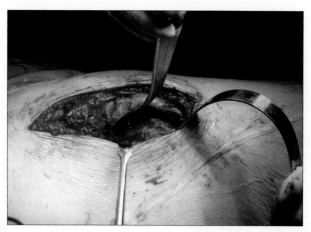

图6

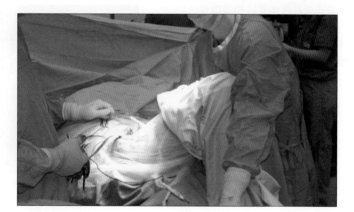

图7

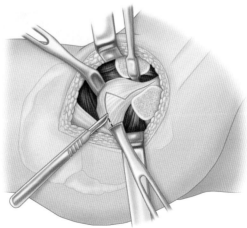

图8

手术要点

● 如果由于骨赘而无法看清真正的头颈结合部，应当用一把3/4英寸的弧形骨刀去除这些骨赘。但需要非常小心，不要损伤那些支持带中的穿支血管。可以用透明的量尺来协助完成骨赘清除。

注意事项

● 股骨部件的内翻位放置将会增加松动风险，而导致早期失败（Beaulé等，2004）。

● 过度外翻可造成股骨颈切迹，并损伤支持带血管，损害股骨头血供，造成早期股骨颈骨折（Beaulé等，2006）。

手术步骤

第一步

■ 用一把股骨头-颈牵开器来抬高股骨头，方便后面的操作（图9）。

■ 用一把透明量尺测量股骨头大小（图10）。如果在股骨头颈交界处存在骨赘，或者万一前方偏距过小，需要用高速磨钻或者骨凿去除骨赘后，找到正常的股骨颈轴线，才能在后面步骤中进行正确的导向针放置（图11A和B）。需要特别注意保护股骨颈上面的支持带血管（图12）。

■ 使用最终大小的环形钻（图13）或中心定位导向器，将筒锉的定位针定位到股骨头上，注意与股骨颈解剖位留有5°～10°的外翻，才可达到135°～145°的颈干角。

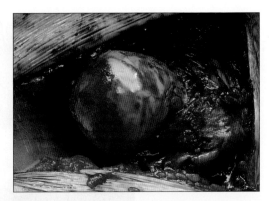

图9

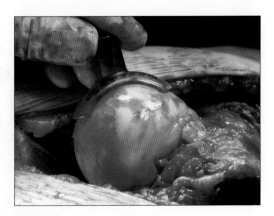

图10

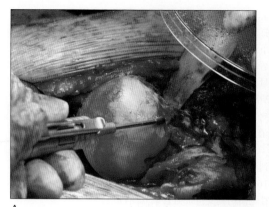
A

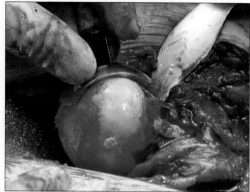
B

图11

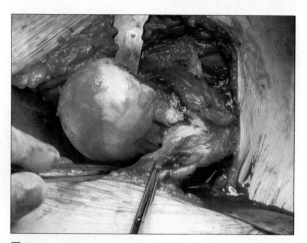
图12

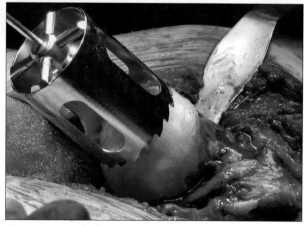
图13

所需器械

● 股骨头-颈牵开器

争议

● 为了尽量保留髋臼的骨量，应当尽可能采用最小的股骨假体，但股骨假体离股骨颈皮质究竟能有多近，并不确定。

■ 在矢状位上，导向针应当位于略前上的位置，这样可以重建股骨头颈部前方偏距，并且可以避免锉磨时损伤到支持带血管。

■ 然后，将下肢置于旋转中立位，用角度测量仪来复测导向针的角度和位置（图14）。再用测量好的股骨头大小的筒锉量尺复测，这一量尺应当可以环绕导向针自由移动，才能保证筒锉不会造成头颈部切迹（图15）。如有必要，应当重新放置导向针。

■ 用比预先测量的适当大小的筒锉大两号的筒锉开始锯股骨头。将筒锉顺着导向针的长轴以脉冲方式逐渐前进，避免折弯导向针。

■ 在即将锯到股骨颈前2～3cm处停止，改用3/4in的弧形骨刀去除骨赘（图16）。最后，用高速磨钻来完成股骨头颈交界部的准备，注意避免损伤到支持带血管束（图17）。

■ 在继续下一步前，应当再一次确认股骨颈解剖位置和环形锯的方向，如有必要可以再次调整导向针的方向。

■ 再用小号筒锉，逐步完成对股骨头的环锯。

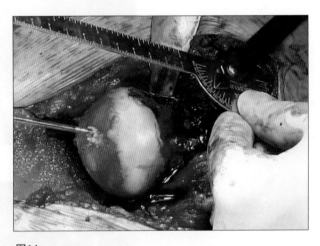

图14

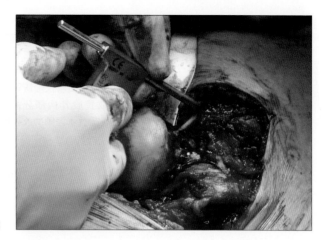

图15

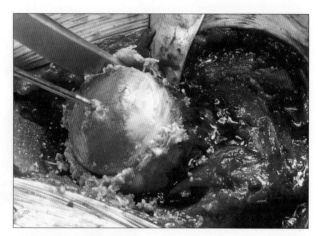

图16

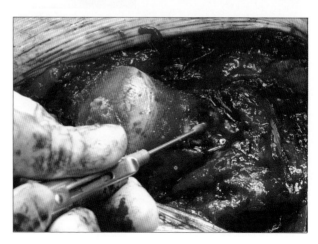

图17

- 将股骨头切割导向器装配在完成锉磨后的骨面上，并用两枚短钉固定。确认导向器已经覆盖所有经过锉磨后暴露的骨面上。
- 然后，用一把摆锯完成对股骨头顶的切割（图18）。
- 安装塔形对线导向器，将它平放在完成切割后的平面上，最后一次用角度测量仪确认导向器的对线（图19）。
- 钻出放置股骨柄部分的孔（如果准备用骨水泥柄就要多扩2mm，为骨水泥鞘的放置留出空间）。
- 随后，将斜面锉导向器放入钻出的孔中，再用斜面锉完成股骨头部分的全部准备（图20）。
- 安装试模假体来确认假体的底基是否完全接触到骨面（图21）。试模应当能够自由转动，如果发现骨面部分存在不对称，就用斜面锉的导向针作为导向，再用最终大小的筒锉来进行调整。
- 如果股骨头上存在残留的囊性变，用刮匙将它们清理干净。

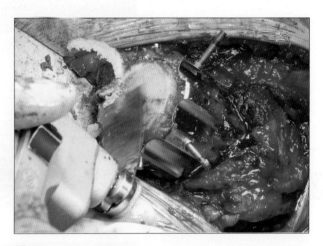

图18

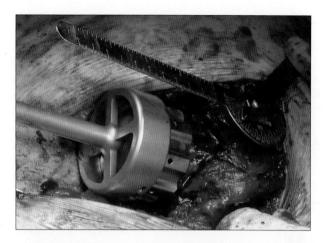

图19

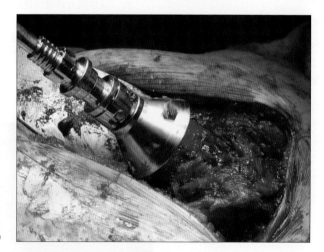

图20

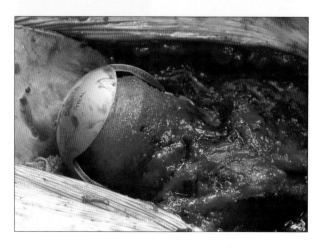

图21

手术要点

- 为了确认髋臼假体和骨面完全接触，应当使髋臼测量器的接触面和植入假体的骨接触面相匹配。

注意事项

- 髋臼植入时过度前倾可能导致后方的撞击和前方的不稳。
- 避免髋臼假体没有完全在位。

所需器械

- 带衬垫的Mayo支架
- Cobra拉钩

争议

- 如果进行髋臼准备时发现比普通初次THR需要更大一号，那么将髋臼扩大或者将股骨部分做小一号，二者哪种更佳仍是一个争议。

第二步

- 完成了股骨头准备以后，将髋关节置于屈曲、外旋位，膝关节完全伸直，放置于Mayo托架上（图22）。
- 然后，将一把Cobra拉钩放于髋臼后壁上，向后、向外牵开股骨近端，将另一把Hohmann拉钩置于髋臼前壁，来获得更好的显露。
- 仔细评估髋臼前壁和后壁是否存在骨性缺损，并且锐性切除髋臼盂唇。
- 对于关节囊的内下壁，可以用电刀采取"pie crust"（派皮）技术进行松解，这样可以允许进一步拉开股骨。
- 髋臼的准备和普通的全髋关节置换一样，从比最后髋臼尺寸小8mm的髋臼锉开始磨锉，当磨到最后2mm时，改用每次增大1mm的髋臼锉。Conserve Plus这个系统在假体中包含了1mm的压配，这样就允许髋臼锉到模板事先量好的髋臼型号。
- 囊性变的部分都要刮除，必要时可以植骨。
- 在假体植入以前，可以进一步用透明髋臼测量尺和金属髋臼试模，测量髋臼磨锉的尺寸是否正确（图23）。

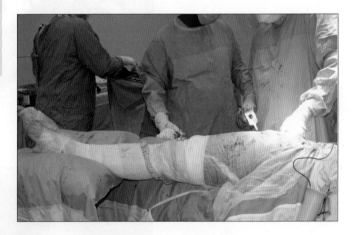

图22

- 在假体植入前，对磨锉完成的髋臼进行冲洗，然后，在前倾20°和外展45°的位置上植入假体。重要的是，让助手帮助医生在用10lb的榔头敲击植入时保持这一角度（图24）。再进一步用中心球体敲击器敲击臼杯。
- 随后通过推动其边缘来检测臼杯的稳定性。
- 用骨凿去除周围的骨赘，以避免术后发生撞击。

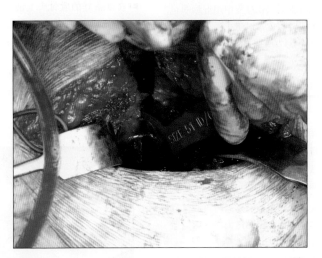

图23

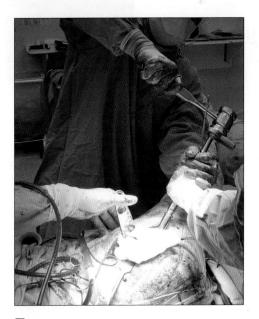

图24

第三步

- 将髋关节置于屈曲、外旋位，用消毒巾包裹，用脉冲冲洗枪对股骨头进行冲洗，再用吸引器吸干，并用一把锥形吸引器头放在股骨头中心孔内持续吸引（图25）。
- 用1/8in的小钻头把股骨头骨面上的皮质骨磨去。
- 将处于液态的骨水泥倒入股骨假体内，充满到1/4（图26）。
- 在准备好的股骨头上铺上骨水泥，但不要让骨水泥进入中心导向孔，同时继续在中心孔内持续吸引（图27）。
- 安装股骨假体，持续用手加压，也可以用榔头轻轻击打（图28）。
- 用刮匙仔细去除溢出的骨水泥（图29）。
- 持续加压，直到骨水泥完全固化。

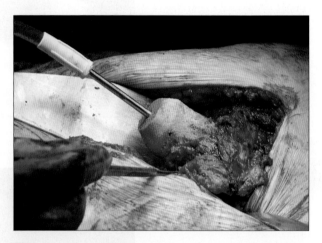

图25

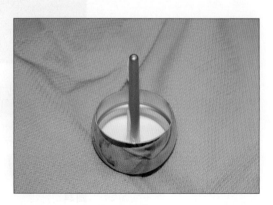

图26

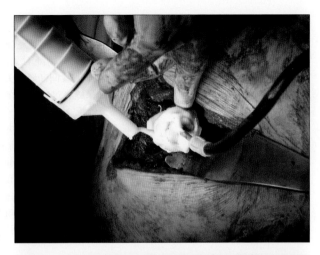

图27

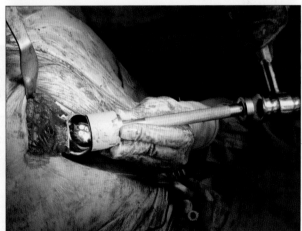

图28

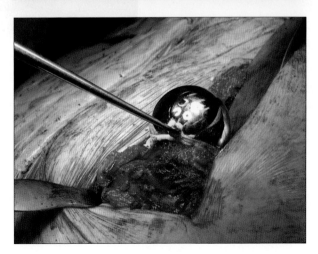

图29

第四步

- 将髋关节复位，通过充分活动关节来检查是否存在骨性撞击，然后用骨凿去除引起撞击的骨赘。

- 用1号Vicryl线间断缝合关节囊并附着回髋臼后缘。避免过紧缝合，如果缝合过紧将会在囊内形成血肿，压迫头颈交界处的支持带血管束。

- 随后，将大转子的截骨块进行复位，可以在手术开始时预钻的孔中放入一个钻头来帮助正确复位（图30）。然后，用一把大的尖头复位钳维持复位，同时钻第二个孔，用一个4.5mm的螺钉来固定复位的骨块。再用第二个螺钉进一步固定骨块。在那些进行双侧手术的病例中，每侧都用三枚螺钉来固定。

- 使用术中透视来确认假体和螺钉都处于正确位置。

- 逐层关闭切口，不必使用引流。

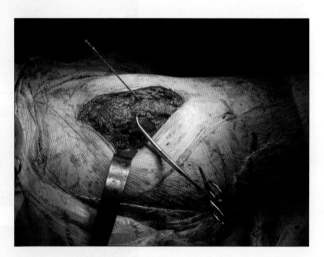

图30

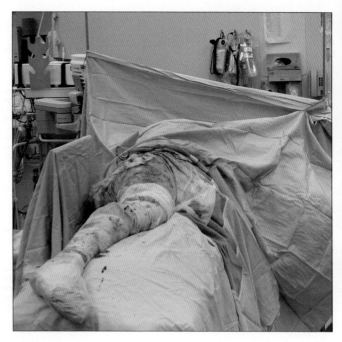

图31

<table>
<tr><td>

注意事项

- 患者无需遵循有限负重。

争议

- 进行表面置换后患者究竟能进行多大程度的活动?

</td><td>

术后处理和预后

- 所有患者都应预防性给予抗生素并持续到术后24小时, 同时给予14天低分子量肝素。
- 在6个星期内限制患者下肢负重不超过30lb并且不进行主动直腿抬高。术后由医院的理疗师进行评估, 给予出院后步态训练和关节活动度练习的指导。
- 在术后第一次随访时 (6周), 患者开始进行正式的物理治疗, 其中包括肌力加强训练。
- 在3个月后允许患者开始参加运动。

(朱力波 译 马金忠 校)

</td></tr>
</table>

相关文献

Beaulé PE, Campbell PA, Hoke R, Dorey F. Notching of the femoral neck during resurfacing arthroplasty of the hip: a vascular study. J Bone Joint Surg Br. 2006;88:35–9.

Using laser Doppler flowmetry, femoral head blood flow was measured in 14 osteoarthritic femoral heads during routine total hip replacement surgery, before and after notching of the femoral neck. In ten hips there was a reduction in blood flow of more than 50% from the baseline value after simulated notching of the femoral neck. These results suggest that femoral head vascularity in the osteoarthritic state is similar to the non-arthritic state, where damage to the extraosseous vessels can predispose to avascular necrosis. Surgeons who perform resurfacing arthroplasty of the hip should pay careful attention to these vessels by avoiding excessive dissection around the femoral neck and/or notching. (Level I evidence)

Beaulé PE, Dorey FJ, LeDuff M, Gruen T, Amstutz HC. Risk factors affecting outcome of metal-on-metal surface arthroplasty of the hip. Clin Orthop Relat Res. 2004;(418):87–93.

Ninety-four hips in 83 patients with a mean age of 34.2 years (range, 15–40 years) were reviewed after undergoing metal-on-metal hip resurfacing. Seventy-one percent of the patients were males and 29% of the patients were females; 14% had previous surgery. The Chandler index and surface arthroplasty risk index were calculated. The mean follow-up at 3 years (range, 2–5 years) showed that three hips were converted to a total hip replacement at a mean of 27 months (range, 2–50 months) after the original surgery, and 10 hips had significant radiologic changes. The mean surface arthroplasty risk index for these 13 problematic hips versus the remaining hips was significantly higher, 4.7 and 2.6, respectively. With a surface arthroplasty risk index score greater than 3, the relative risk of early problems is 12 times greater than if surface arthroplasty risk index is less than or equal to 3. (Level III evidence)

Beaulé PE, Harvey N, Zaragoza E, Le Duff MJ, Dorey FJ. The femoral head/neck offset and hip resurfacing. J Bone Joint Surg Br. 2007;89B:9–15.

The femoral head/neck offset was measured in 63 hips undergoing metal-on-metal hip resurfacing and in 56 hips presenting with non-arthritic pain secondary to femoroacetabular impingement. Most hips undergoing resurfacing (57%; 36) had an offset ratio ≤0.15 preoperatively and required greater correction of offset at operation than the rest of the group. In the nonarthritic hips the mean offset ratio was 0.137 (0.04 to 0.23), with the offset ratio correlating negatively to an increasing alpha angle. An offset ratio ≤0.15 had a 9.5-fold increased relative risk of having an alpha angle ≥50.5°. Most hips undergoing resurfacing have an abnormal femoral head/neck offset, which is best assessed in the sagittal plane. (Level IV evidence)

Beaulé PE, Lee JL, Le Duff MJ, Amstutz HC, Ebramzadeh E. Orientation of the femoral component in surface arthroplasty of the hip. A biomechanical and clinical analysis. J Bone Joint Surg 2004;86A:2015–21.

The correlation between the orientation of the femoral component and the outcome of metal-on-metal hip resurfacing was evaluated, as were stresses within the resurfaced femoral head as a function of the orientation of the femoral component. Hips with a stem shaft angle of <130° had an increase in the relative risk of an adverse outcome by a factor of 6.1 (p < 0.004). In the entire cohort, stresses in the superior aspect of the resurfaced femoral head were substantially lower during slow walking than they were during fast walking (7.1 N/mm^2 compared with 14.2 N/mm^2). Optimizing the femoral stem-shaft angle toward a valgus orientation during the preparation of the femoral head is important when a hip is being reconstructed with a surface arthroplasty because the resurfaced hip transmits the load through a narrow critical zone in the femoral head-neck region and the valgus angulation may reduce these stresses. (Level IV evidence)

Ganz R, Gill TJ, Gautier E, Ganz K, Krugel N, Berlemann U. Surgical dislocation of the adult hip a technique with full access to the femoral head and acetabulum without the risk of avascular necrosis. J Bone Joint Surg Br. 2001;83:1119–24.

A technique for operative dislocation of the hip, based on detailed anatomical studies of the blood supply is described. This surgical technique combines aspects of approaches which have been reported previously and consists of an anterior dislocation through a posterior approach with a "trochanteric flip" osteotomy. The external rotator muscles are not divided and the medial femoral circumflex artery is protected by the intact obturator externus. Initial experience using this approach in 213 hips over a period of seven years is reported with no cases of osteonecrosis. There is little morbidity associated with the technique and it allows the treatment of a variety of conditions, which may not respond well to other methods including arthroscopy. (Level IV evidence)

Gautier E, Ganz K, Krugel N, Gill T, Ganz R. Anatomy of the medial femoral circumflex artery and its surgical implications. J Bone Joint Surg Br. 2000;82:679–83.

The anatomy of the MFCA and its branches were described based on dissections of 24 cadaver hips after injection of neoprene-latex into the femoral or internal iliac arteries. They demonstrated that obturator externus protects the deep branch of the MFCA from being disrupted or stretched during dislocation of the hip in any direction after serial release of all other soft-tissue attachments of the proximal femur, including a complete circumferential capsulotomy. Precise knowledge of the extracapsular anatomy of the MFCA and its surrounding structures will help to avoid iatrogenic avascular necrosis of the head of the femur in reconstructive surgery of the hip. (Level IV evidence)

第三部分（Ⅰ）

全髋关节翻修术

13 | 全髋关节翻修术的数字化模板测量

Mahmoud A. Hafez 和 Emil H. Schemitsch

导 言

- 第4章介绍了初次全髋关节置换的模板测量,描述了初次置换时模板测量的基础和特殊技术步骤。本章主要介绍髋关节翻修时的模板测量细节,并且提供一些实用的病例。

- 多伦多的St. Michael医院常规使用德国西门子公司的Endomap软件系统来进行术前模板测量。该软件的准确性早已被报道(Davila 等,2006)

- 无论使用该软件的哪一个版本,模板测量的基本原则是不会变的,而这些原则也与传统的模板测量一致。

手术指征

- 每一个翻修手术病例都会应用模板测量,无论是非常复杂的病例,还是简单病例。

- 髋关节翻修术是一种复杂手术,并发症发生可能比一般手术高,还可能遇到一些无法预见的问题。模板测量是术前准备的一个重要组成部分,而且此一步骤在翻修手术中比在初次手术中更重要,也更复杂。

- 术前计划应当包括准备所用的假体类型、固定类型(骨水泥型、非骨水泥型或混合型)以及是否需要骨移植,是否需要一些特殊设备或者器械。

  - 如有高脱位风险就要准备更大的股骨头或者限制性髋臼杯。

  - 在翻修手术中,经常会遇到骨量不足的情况,可能需要金属或者同种异体移植骨。预先了解所需髋臼杯的大小和股骨颈截骨高度很有必要,这样可以避免术中过多去除剩余骨量。

  - 在翻修手术中,经常会发现正常的解剖关系已不存在,需要术前计划如何重建髋关节的旋转中心、股骨的偏距,如何恢复下肢长度,以及如何获得最佳的假体力线。

- 术前的模板测量还有助于医生预见术中可能遇到的困难和可能会发生的并发症。

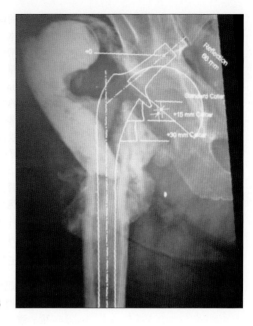

图3

第五步：对股骨假体进行模板测量

- 从假体库中选出准备用的股骨柄。填充入股骨髓腔并调整位置和大小尺寸。图4显示在一个股骨柄断裂的股骨髓腔中进行股骨假体的模板测试。

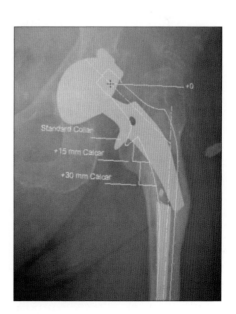

图4

- 比较不同的偏距（标准偏距和高偏距），寻找与患者原始偏距更匹配的假体。
- 可能需要股骨距替代型假体，而股骨距放置的高度由以下测量决定：测量股骨柄颈领和尚存股骨距之间的距离。如果骨缺损太大（>30mm），应当考虑使用同种异体骨移植。
- 决定合适的偏距。
- 尽量采用零号股骨头，在术中留有更多灵活性，可以通过增加或者减少股骨头的长度来获得最佳的软组织张力。
- 股骨柄长度应越过股骨皮质缺损区。
- 侧位片可以提供很多有用的信息，包括现存股骨柄的位置、骨质量、股骨前倾角度以及是否存在过度前倾或后倾。还能帮助发现松动区域、骨溶解情况、皮质骨变薄、穿透、骨折或假体断裂。在片子上还能显示股骨髓腔的形态、股骨前弓弧度的大小、股骨柄插入点和股骨柄在髓腔内的对线。

第六步：矫正下肢长度不等和测量股骨颈截骨长度

- 根据髋臼旋转中心，调整股骨柄的高度，来纠正双下肢不等长。
  - 如果术前无双下肢长度差异，股骨头中心应该与髋臼中心高度一致。
  - 如果术前下肢短缩，股头中心应当升高到髋臼中心上方相应的高度并精确到毫米级。例如，如果短缩了20mm，股骨头中心应当在臼杯中心上方垂直距离20mm的位置。
- 有时很难完全矫正双下肢长度差异，Barrack和Burnett（2006）推荐只矫正长度差的2/3，理由是对于慢性短缩很难克服其所伴有的软组织张力过紧问题。
- 测量股骨颈截骨位置，指小转子和股骨柄颈领的距离（对于无颈领的柄来说，是到柄内侧边的距离）。
- 用数字量尺测量从小转子到股骨颈截骨位置的距离，在术中使用它来决定截骨位置。

- 用数字量尺测量从假体柄肩部尖端到大转子尖端的距离，并在术中使用它来衡量假体深度。
- 测量股骨头中心到大转子的距离，并在术中使用它来衡量偏距。

结局和术中应用

- 在计算机屏幕上会显示相应假体的有关信息，包括假体大小、股骨柄长度、偏距、股骨颈高度和颈长度等。图5的计算机屏幕上显示了一个远端固定假体柄的模板试装和所选假体的制造商提供的全部数据。
- 全部计划可以保存为电子文档，也可以打印并附于病史中，为临床、科研、审查和库存等提供永久的记录参考。
- 告知护理部门模板预测的假体型号和预计可能的变化。
- 相关信息应当由医生记录下来并于术中应用。

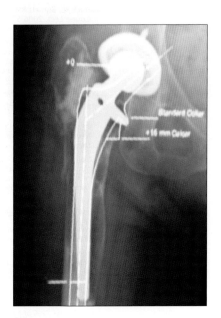

图5

- 术中医生应当充分暴露小转子，根据术前模板计划在股骨颈截骨部位做好标记。
- 按照术前模板测量确定的型号和尺寸来进行髋臼和股骨侧的准备。
- 但也经常发生与术前测量尺寸偏离的情况，有可能偏大，也可能偏小。
- 还应该记住的是软组织张力和关节稳定性。不能为了使双下肢长度一致而牺牲关节的稳定性；为了获得髋关节的最佳稳定性，有可能需要进一步调节股骨柄高度，选择合适的股骨颈长或头长。

（朱力波　译　马金忠　校）

相关文献

Barrack RL, Burnett RS. Preoperative planning for revision total hip arthroplasty. Instr Course Lect. 2006;55:233–44.

In an instructional course lecture, the authors emphasized that preoperative planning for revision THA can anticipate potential complications, help to reduce surgical time, minimize risks, decrease the stress level of the entire surgical team, and increase the rate of successful outcomes for patients.

Bono JV. Digital templating in total hip arthroplasty. J Bone Joint Surg [Am]. 2004;86(Suppl 2):118–22.

In a review article, the use of digital planning for THA was recommended, as it was found fast, precise, and cost-efficient. Also, it provided a permanent record of the templating process.

Conn KS, Clarke MT, Hallett JP. A simple guide to determine the magnification of radiographs and to improve the accuracy of preoperative templating. J Bone Joint Surg [Br]. 2002;84:269–72.

The authors reported radiographic magnification may vary despite using standardized radiological techniques, thus giving misleading measurements during templating. A coin was used to calculate the magnification, with significant improvement in the accuracy of templating (p = 0.05).

Davila JA, Kransdorf MJ, Duffy GP. Surgical planning of total hip arthroplasty: accuracy of computer-assisted EndoMap software in predicting component size. Skeletal Radiol. 2006;35:390–3.

The authors reviewed the results of EndoMap Software in templating primary THA and found 72% of femoral component sizing was within one size of that used, and 94% within two sizes. The acetabular component sizing was more accurate with 86% within one component size and 94% within two component sizes.

Knight JL, Atwater RD. Preoperative planning for total hip arthroplasty: quantitating its utility and precision. J Arthroplasty. 1992;7(Suppl):403–9.

Surgeons recorded the preoperative plan and the surgical events of 110 consecutive primary THA, and found a need to introduce better methods to estimate magnification and bone morphology from preoperative radiographs.

Morrey BF: Instability after total hip arthroplasty. Orthop Clin North Am. 1992;23:237–48.

The author reported a dislocation rate as high as 25% after revision THR surgery. The most reliable surgical procedure for dislocation was reorientation of the retroverted acetabular component. The author advised to define the precise cause of the instability and plan the surgery accordingly.

Seel MJ, Hafez MA, Eckman K, Jaramaz B, Davidson D, DiGioia AM. 3-D planning and virtual x-ray in revision hip arthroplasty for instability. Clin Orthop Relat Res. 2006;(442):35–8.

The authors used sophisticated computer assisted techniques (such as navigation systems) for 3-D preoperative planning in a revision total hip arthroplasty for recurrent dislocation. Problems such as impingement, cup malpositioning, bone deficiency and integrity of fixation screws were assessed. The system allowed accurate planning and optimal orientation of the acetabular implant.

第三部分（Ⅱ）

全髋关节翻修术：显露

14 | 转子扩展截骨术：后侧入路

Scott M. Sporer 和 Wayne G. Paprosky

导 言

■ 全髋关节置换术在对退行性关节炎患者治疗中能获得切实的疼痛缓解和功能提升，并且现在已被确认为最经济的外科手术之一。尽管该术已经获得了极大的成功和肯定的长期效果，在某几种情况下仍然需要对股骨部分进行翻修。

■ 转子扩展截骨术的应用是指通过造成可控的部分皮质骨折来显露股骨近段。这项手术技术是非常有帮助的，特别是有利于尽快取出仍然固定良好的股骨假体，提供更多手术部位的显露，并且能够直视下保证新假体的中心放置。这项技术最终还能最大限度防止股骨新假体尺寸过小，从而提高假体的初始稳定性，还能最大限度减少新假体放置时穿透股骨皮质的风险。

■ 在股骨翻修术中，为了成功获得手术结果，取出旧股骨假体时，必须尽量减少骨丢失，小心准备剩下的宿主骨，防止不必要的穿透，股骨的新假体必须中心放置，并能提供足够的轴向和旋转稳定性。扩展的转子间截骨由于以下优势而有助于达到上述要求：

  ● 易于进入假体–骨界面或者假体–骨水泥界面。
  ● 对股骨近段畸形病例能在直视下进行中心扩髓。
  ● 有助于获得适当的外展肌张力。
  ● 改善髋臼视野。
  ● 截骨处能获得可预期的愈合。

■ 对于经常进行股骨翻修术和需要对股骨近段畸形患者进行初次髋关节置换的医生来说，熟练掌握这项技术非常关键。

手术指征

■ 一般来说，应当由医生根据病情来决定是否需要行转子扩展截骨术。

- 一般指征：
  - 有几种情况需要取出一个固定良好的股骨柄：败血症，由股骨部分位置不良或偏矩不够引起的复发性脱位，股骨部分既往记录不良或为了更好的暴露髋臼。而要取出一个固定良好的股骨柄是非常具有挑战性的。如果仅暴露近段，就有可能由于无法完全分离远端骨假体界面，而造成在取柄时发生广泛的骨丢失。在皮质骨上开窗的技术可能会有帮助，但同时也会降低剩余骨的强度，需要用一个更长的柄来越过应力减弱区。
  - 对于骨水泥假体，要取出远端残留的骨水泥，同样具有很强的挑战性。有报道显示，单独近端显露在试图取出远端残留骨水泥时，很可能会造成股骨皮质穿透。可以事先计划扩展转子截骨的长度来清楚地暴露远端骨水泥塞，以便于使用各种标准的钻头、敲击器和刮匙来破坏骨与水泥界面，从而更方便地取出远端残余的骨水泥。
  - 在股骨柄松动的病人中，高达30%可以发现存在股骨近段的内翻重塑型。虽然取出这些患者的股骨部件相对容易，但由于股骨形态的改变，接下来的重建手术就非常困难了。
    - ◆ 对这些股骨近段变形的患者，手术方法可以有两种选择：接受这种变形，不做改变，直接置入骨水泥假体或进行转子扩展截骨，从而可以进行股骨髓腔的中心扩髓。
    - ◆ 由于骨水泥翻修假体的总体结果差，只有对低要求患者才推荐在内翻重塑股骨中进行骨水泥翻修。而如果对于内翻股骨不进行扩展转子截骨，就试图插入广泛涂层的非骨水泥柄，则导致如下后果的可能性大大增加：皮质穿透、股骨部件过小和内翻位放置。
- 其他相对指征：
  - 可能由于以下原因需要更好的髋臼暴露：异位骨化形成或严重的髋臼骨缺损，而需要前壁或后壁显露更好。

- 在股骨翻修中遇到严重转子间骨溶解时可以使用截骨来最大限度减少意外发生的骨折。
- 罕见情况下，用于以下患者初次置换：以前做过股骨近段截骨、骨不连或由于先天发育不良造成的股骨近段畸形。

检查/影像学

- 扩展转子截骨术的术前准备包括标准前后位骨盆片和股骨前后位和侧位片。前后位骨盆片可用于估计两腿的长度差异，而前后位股骨片可以测量内翻重塑型股骨畸形内翻的顶点，从而据此计划截骨的适当长度。

手术解剖

- 股骨截骨的长度应当根据手术指征来决定：

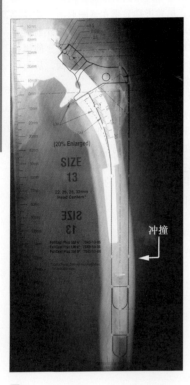

图1

- 股骨近段的内翻重塑型占股骨翻修高达30%，而最常见于松动股骨柄的尖端。由于这种重塑，从股骨近端起始部进入无法达到假体的中立位放置。这种由于内翻重塑而造成无法将股骨部件中立位放置的情况称为"冲撞"（conflict）（图1）。在这种情况下，扩展截骨的长度至少应当延长到畸形的顶端。如果没有达到，就会使股骨的髓腔准备仍然处于内翻位。
- 如果是为了取出股骨远端残留的骨水泥而进行扩展转子截骨，则截骨长度可比远端髓腔塞的位置近几厘米。如果仅仅是为了更好地外科显露或远端骨水泥鞘是松动的，那么截骨长度可以更短。不过，为了手术结束时能够安全地重新回置截下的骨块，截骨必须低于小转子足够的长度。在手术结束时，至少需要两根钛缆，才能牢固地固定截下的大转子骨块。

■ 股骨截骨的长度同时也取决于所用于重建的假体：

● 为了达到术后假体的稳定，应当于术前使用模板测量来决定截骨的长度。如果使用广泛涂层假体，那么为了达到足够的轴向和旋转稳定性，至少必须满足4~5cm的所谓"抓持性固定"。如果使用锥形柄，重要的是截骨不能延伸超过远端骨干和干骺端移行部位。

● 一旦截骨平面做好了标记，就应当通过一个固定的骨性标记，比如大转子尖端（图2A和B）或者小转子，来测量横断面截断的部位。

手术要点

● 扩展转子截骨的长度应当足够短，短到正好能使用最短的翻修假体柄，同时又要足够长，长到正好越过股骨重塑型的顶部，或者长到正好能取出假体或骨水泥，并且允许至少两根钛缆环绕截骨块放置。

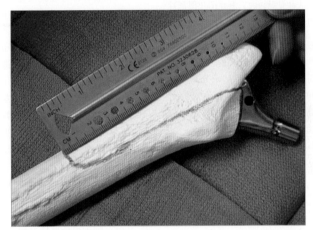

A

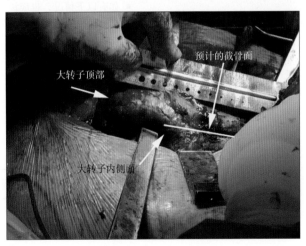

预计的截骨面

大转子顶部

大转子内侧面

B

图2

所需器械

- 带有窄锯片的摆锯用来进行纵向截骨，同时需要用"铅笔尖"样磨钻来完成横断面截骨。

- 完成截骨翻转时，需要用几把宽骨刀来分散大转子截骨块的应力。

- 根据截骨指征，可能需要不同工具，对于固定良好的广泛涂层柄需要切割金属的磨钻来分离近端和远端，再用线锯去除柄的近端部分，用环形锯去除柄的远端部分。

- 反向钩、骨水泥钻和各种骨刀可用于取出固定良好的远端骨水泥。

- 在手术结束时，至少需要两道环形钛缆来固定截下的骨块。

体 位

- 在进行截骨时，髋关节应置于伸直、内旋位，而膝关节置于屈曲位。这一位置可以减少牵引导致坐骨神经损伤的风险，同时又可以暴露股骨的后面部分。

入路/显露

- 对于翻修手术来说，手术入路可能被以前的手术切口限制。我们更倾向于使用后外侧入路，允许向近端和远端延伸，同时髋臼和股骨部分显露极佳。

- 将患者放置于侧卧位，注意要用骨盆固定夹前后放置于骶骨和耻骨联合来使骨盆稳定。

- 沿股骨轴线，位于大转子的后1/3，做侧方皮肤切口。然后沿皮肤切口，切开臀大肌和阔筋膜张肌的筋膜，用Charnley拉钩牵开。

- 找到臀大肌的后方边界并向前牵开。分离后方的假性关节囊和短外旋肌群，并形成后方为基底的囊瓣。将这些结构作为一个囊瓣拎起固定使得在手术结束时可以进行后方关节囊修补。

- 分离部分臀大肌止点，使股骨可以活动。从后方屈曲、内旋髋关节，使之脱位，露出股骨头。膝关节置于屈曲位以减少坐骨神经的张力。

- 分离围绕股骨柄近端的软组织，并评估股骨部件的稳定性。如果股骨柄是松动的，而且大转子并不阻碍柄的取出，就可以取出股骨柄。但如大转子阻碍了柄的取出，或股骨柄固定得很牢固，则应行扩展转子间截骨术。

- 如有以下情况，也应该考虑行截骨术：由于髋臼严重内陷或广泛的异位骨化而使髋关节脱位困难。

手术步骤

第一步

- 确认股外侧肌后缘，并将该肌肌腹从股骨外侧向前分离，在进行这一分离时，应尽量减少对软组织的剥离。
- 分离到准备进行截骨的股骨远端，用一把Chandler或Hohmann拉钩牵开，即可暴露远端肌肉下的骨膜。尽量保留臀大肌在股骨上的止点，除非为了更好地显露股骨后缘而做必要的松解。

第二步

- 接下来可以对远端截骨平面用电刀或笔进行标记。可以用股骨大转子尖端作为测量长度的界标，但如果已经取出了原来的股骨柄，也可以将其用于决定截骨长度。
- 将股骨置于完全伸直和内旋位，用往复锯沿股骨粗线前方，从后外侧向前外侧开始截骨。理想的截骨情况是：截下的骨块应当包括整个近段股骨的后外1/3，同时应当垂直于股骨的前倾（图3A和B）。
- 如果已经将股骨假体取出，就可以用摆锯，朝前外侧皮质继续截骨了。而这一侧的皮质最好用摆锯进行所谓"蚀刻"，以方便最后造成前方的青枝样骨折。如果股骨假体还在髓腔中，摆锯就必须向前外侧成角，向前锯，一方面应使截下的骨块尽可能宽，另一方面避免锯片和遗留在髓腔中的股骨假体碰撞。
- 在近端，锯片应当向后内侧成角，以便整个大转子随截骨片一起截下。

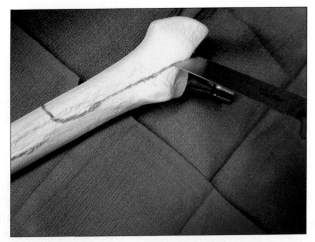

A

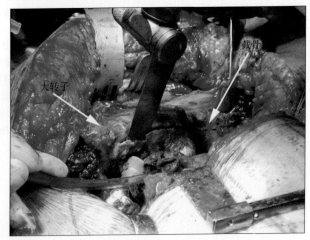

大转子

截骨

B

图3

第三步

- 应当用笔尖样磨钻对截骨块最远端进行横行切割（图4）。截骨块的转角部分应当截成圆弧形，以降低该处的应力集中，减少造成远端骨折并向远处扩展的危险。
- 截骨远端的前方切割可用摆锯，也可以用笔尖样磨钻完成。

第四步

- 用几把宽的Lambotte骨刀同时慢慢地把截骨块从后向前翻转（图5A和B）。

手术要点

- 在将截骨块向前翻转时，应当同时用几把宽骨刀作为杠杆，以便将应力最大地分散开。

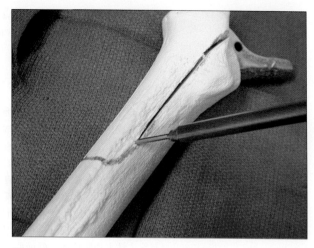

图4

- 应当把整个截骨块作为一个整体向前移动，以免在股外侧肌边缘发生骨折。一旦截骨块前方界面开始移动，大转子骨块也就可以与附着的外展肌和股外侧肌一起被向前牵开了。
- 如果大转子前方附着有很紧的假性关节囊，则必须进行松解，才能移动截骨块，以免不慎造成大转子骨折。

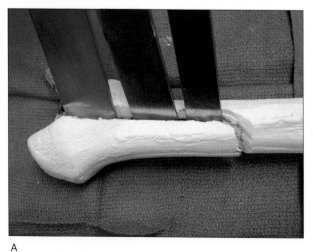

A

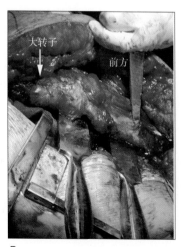

大转子

前方

B

图5

- 由于股外侧肌的血液供应和神经支配都从前方进入，所以前外侧方截骨时最大限度减少剥离很重要。

第五步

- 如果在截骨前股骨假体已被取出，那么现在即可去除股骨髓腔内的假膜了。
- 如果原来使用的是骨水泥，就要用高速磨钻和骨水泥切割器来取出残存的骨水泥和远端的髓腔栓。而残留在大转子骨块内的骨水泥一般暂时保留，直到最后才取出，这是为了保护大转子骨块，因为手术中的牵拉经常造成大转子压缩。
- 如果为了取出一个固定良好的近端涂层假体而要将之截断，就要用笔尖样磨钻打磨暴露骨和假体的交界面，然后用Gigli线锯围绕近段股骨假体来锯断骨-假体界面，最后将假体取出。
- 如果为了取出一个良好固定的广泛涂层假体，要用金属切割磨钻来切断假体，断面取在假体锥形和圆柱形部分的交界处。然后，假体近段可以用上述方法取出，而假体远段的圆柱形部分可以用比植入假体直径大0.5mm的环形锯锯开后取出。

第六步：骨准备

- 一旦以前植入的假体已被成功取出，下一步应该用一种反钩来取出余下地假膜或者骨水泥，以便减少准备股骨髓腔时不慎发生骨折的危险。
- 在松动的非骨水泥假体远端，经常可以观察到存在一个硬化的基座，这也应当去除，以利于下一步股骨中心性扩髓。
- 现在绝大多数股骨柄翻修都会使用一个依靠远端固定的非骨水泥柄。根据患者骨缺损的情况、患者股骨的解剖和截骨长度，可以在弧形或直的广泛涂层柄或远端渐细的锥形柄中选择。

- 如果选择弧形的广泛涂层假体柄，可以用软性髓腔钻扩髓；如果选择直的广泛涂层柄，就要用坚硬的直性髓腔钻扩髓。
- 逐级扩大股骨髓腔，直到遇到明显的皮质骨阻力：
  - 股骨髓腔钻扩髓时比实际小0.5mm，所以当大一点的假体植入时，就能得到轴向和旋转的稳定。整个扩髓过程中，医生始终应当清楚地知道扩髓深度和新假体大概摆放的位置。
  - 如果使用一个全部多孔涂层的股骨柄，记住在骨干部分需要至少有5cm的"抓持性固定"。如果达不到这样的"抓持性固定"，则应考虑其他选择，比如锥形柄假体。
- 如果髓腔钻在髓腔内遇到明显阻力，即可安装股骨假体试模。然后，可以将假体复位，活动关节，测试其稳定性。
- 如果稳定性也达到要求，将试模假体的前倾角度在股骨近端进行标记。如果准备使用一个8in或10in的弧形柄，那么股骨和假体本身的弧度将会控制股骨最后的前倾角度。如果弧形假体得到的前倾和实际需要的不相配，且在这种情况下髋关节不够稳定，则需考虑其他方法，比如组配式假体。

第七步：假体植入

■ 在髋关节翻修中应用全多孔涂层柄时的植入技术与初次置换相同。图6显示的是用广泛涂层股骨柄进行股骨重建的情况。注意股骨柄中线对线和截骨面的愈合情况。

■ 应当使用孔径测量器来证实扩髓以后获得了适当的远端股骨直径（例如，要植入18mm的假体，那么远端髓腔的直径要达到18.25mm才能顺利通过，而不是18.00mm）。如果假体略大，股骨的髓腔应当再扩大0.5mm，以免发生股骨骨折。

■ 为了最大限度减少假体植入对周围骨的环应力及骨折发生后骨折线向远端扩散的风险，可于截骨面远端环绕骨干预先捆绑一道钛缆。另外，为了最大限度减少骨折风险，可于截骨面水平的远端开口处进行约1cm的对口扩髓。

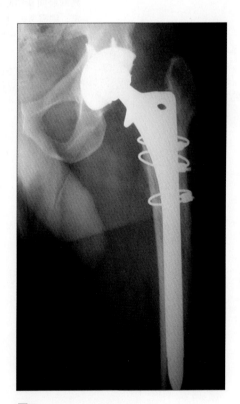

图6

- 如果在直接外侧入路中应用了扩展转子截骨术，医生则不得不依靠假体的远端固定，最常用的是广泛涂层的圆柱形翻修柄。在手术结束时，要使用2~3道钛缆来把转子截骨块固定到骨干上。医生此时也可以选择使用1~2块同种异体骨条。

手术指征

- 可用于那些具有术后脱位高危因素而同时又需要在翻修手术中广泛暴露的病例。

检查/影像学

- X线检查应当包括骨盆前后位、患髋侧位片、患侧股骨前后位和侧位片。
- Judet位片有助于观察髋臼骨溶解的程度，并且有助于判断是否存在髋臼中心性脱位。
- CT检查有助于评估髋臼骨溶解的程度和评估剩余的骨量。
- 髋关节穿刺进行细胞计数和有氧菌、厌氧菌培养也有意义，特别是当红细胞沉降率和C反应蛋白都升高时。

手术解剖

- 臀上神经末梢从后向前走行于臀中肌和臀小肌肌间隙内。如果以大转子顶点为标记，它存在于向后9cm到向前5cm的范围内（图1）。
- 在进行全髋关节翻修时，推荐在臀中肌后部纤维做纵形切开，以避免损伤臀上神经（图2）。在臀中肌和臀小肌之间的脂肪组织中轻柔向上牵开能够保护臀上神经不受损伤。
- 将伸髋装置的前部，包括臀中肌和臀小肌联合腱以及关节囊，从大转子前方向上反折，在大转子前部保留5mm的软组织袖（图3）。同时保留臀中肌和股外侧肌的连续部分。
- 继续向后向远端沿股外侧肌切开，这时要避免损伤股外侧肌的支配神经，并避免切割到股外侧肌中的血管穿支所致的出血，这些血管可能会回缩到肌间隔中去。

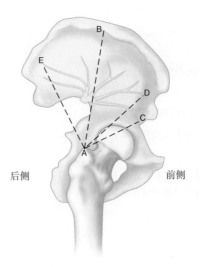

后侧　　　　　　　前侧

图1

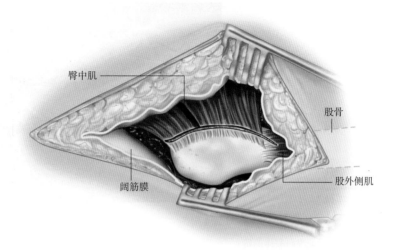

臀中肌

股骨

阔筋膜

股外侧肌

图2

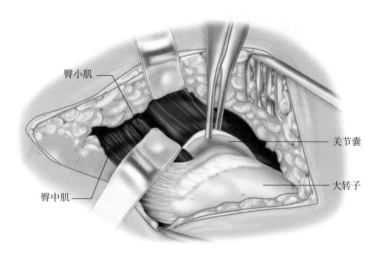

臀小肌

关节囊

臀中肌

大转子

图3

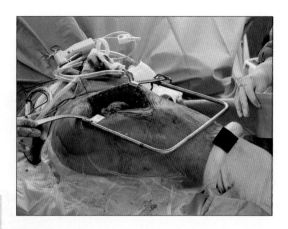

图4

体位

- 患者置于侧卧位，手术床应当有良好的衬垫，前后用固定架稳定固定。

- 对侧下肢置于轻度屈曲位，并用额外的衬垫保护腓总神经。

- 在两腿之间置放衬垫，但非常重要的是要让对侧的膝和踝能够透过消毒铺巾被摸到，这是为了在手术最后进行两腿长度的比较，重建下肢长度。

入路/显露

- 一般可以结合以前的手术切口沿股骨纵轴做一纵形长切口，近端延伸到股骨大转子顶点以近一个手的距离，远端可延伸到翻修手术需要的任意长度。

- 90%以上的髋关节翻修手术可以通过这一可延伸的直接外侧入路来解决。而对于需要广泛暴露的髋臼重建［即进行同种异体植骨或使用重建笼（cage）时］，可以结合其他手术入路（即转子滑移截骨或扩展转子截骨）来保护臀上神经末梢。

手术要点

- 这一可延伸的直接外侧入路在髋关节翻修术中用途非常广泛。医生可以在使用这一入路时运用控制穿透技术来安全地从股骨顶端去除髓腔中残余的骨水泥（图5）。

- 需要时，直接外侧入路也可转换为扩展转子截骨入路，截骨块可与后方肌间隔相连（图6）。

注意事项

- 运用直接外侧入路时必须注意保护臀上神经末梢。

所需器械

- 在这一手术中使用自动撑开拉钩和Charnley拉钩有助于视野的暴露（图4）。

争议

- 用直接外侧入路进行髋关节翻修的最大优点在于，在这些非常困难、复杂的手术后能保证关节稳定性（脱位率<0.5%）。但必须仔细衡量这一入路带来的风险——主要是损伤臀上神经及其后果：跛行和需要助行器辅助行走。

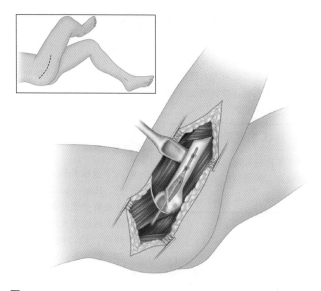

图5

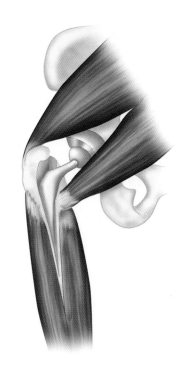

图6

手术步骤

第一步

- 通过手术切口向深部分离皮下组织达到髂胫束，然后沿股骨纵轴切开髂胫束，向近端延伸，达到臀大肌和阔筋膜张肌之间的间隙。
- 向前方和后方分开髂胫束，松解其下的瘢痕组织，直到深部结构。

第二步

- 关于直接外侧入路存在很多变化，但是对于全髋关节翻修术来说，Hardinge（1982）所描述的方法最为大家所接受，这种方法是在臀中肌的前2/3和后1/3之间将之纵形切开，这样可以使保护臀上神经终末枝的安全区最大化（图2）。
- 然后，切口向大转子前部移行，在大转子上保留5mm的联合腱，以便于以后将联合腱重新附着回来（图3）。
- 继续将切口向大转子远端延伸，过大转子后转向后方，可以保护股外侧肌的支配神经，然后向远端纵形切开，到达手术医生需要的远端。
- 有了这样显露的轮廓后，用牵开拉钩将臀中肌纵形切开部分分离，然后用Cobb剥离器轻柔地将位于臀小肌浅层的臀上神经和伴行血管束向上分开，保护。
- 然后，将臀小肌肌腱顺着它的肌纤维和原始切口切开、分离。
- 这样即可把臀中肌、臀小肌和髋关节囊的联合腱从大转子前方向前剥开，然后一路向远处行走，将股外侧肌从股骨前外侧向前剥开（图7）。
- 然后，切除瘢痕组织和肉芽组织，暴露髋臼和股骨假体。
- 目的是为了环形暴露髋臼和完全暴露除了外展肌附着大转子处的股骨近端。

所需器械

● 一旦前方由臀中肌、臀小肌和关节囊组成的组织瓣被分离后，应当重新调整Charnley拉钩，用一个深齿拉开前方的这一复合组织瓣。

争议

● 髋关节翻修手术常需要更广泛的暴露，这样有损伤臀上神经终末枝的危险。虽然这一并发症在很大程度上是可以避免的，但医生在需要广泛显露髋臼时（即进行同种异体骨移植或使用重建笼时），可以考虑其他入路选择。

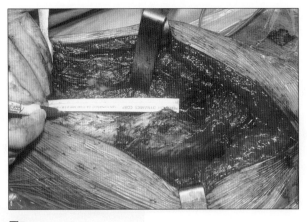

图7

手术要点

● 如果医生准备植入骨水泥假体或使用打压植骨技术，那么从近端取出骨水泥或使用控制性穿透技术是非常理想的。

● 如果使用扩展转子截骨术，通常伴随使用远端固定的非骨水泥假体。

第三步

■ 在翻修股骨的骨水泥假体时，最好先取出股骨假体，然后用骨水泥去除器械，把骨水泥从骨界面上敲断后取出。

● 非常重要的是，在使用骨水泥去除器械时，要看到股骨髓腔内的前方皮质。如果看到髓腔内部非常困难，则使用控制性髓腔穿透技术非常有用。用高速磨钻在股骨干前方皮质上钻出5~10mm的圆形孔可以增加髓腔内的照明，而且也可以直接看到骨-水泥界面。为了良好暴露，经常需要钻2~3个这样的孔。

● 如果使用这样的技术，最后使用的股骨柄应当达到最远端穿透孔以远2倍股骨直径的距离，这样才能最大限度减少应力集中效应。

注意事项

● 从近端取出骨水泥会增大股骨的穿透风险。

● 对于控制性穿透技术和扩展截骨技术来说，都需要使用能够绕开医源性骨缺损部分的假体。通常来说，需要越过骨缺损部位2倍股骨直径的距离或5cm左右的距离。

所需器械

- 需要特殊的骨水泥取出器械。

争议

- 扩展转子截骨术开始时是随着后侧入路使用的。在直接外侧入路中使用扩展转子截骨是全新的技术。保护转子截骨块的血液供应非常重要，其来源主要是外展肌的附着部位和后侧肌间隔部位。

- 进入股骨髓腔的另一种更好的方法就是在直接外侧入路中使用扩展转子截骨。
  - 这项技术要求在距股骨大转子顶点10~15cm的近端股骨上进行纵向截骨，将后外侧1/3的股骨截下，同时将后方肌间隔保留在截下的骨块上。最远端的横行截骨最好用高速磨钻来完成。
  - 然后，用1/4in的骨刀来完成后方的最后截断。用宽骨刀将截下的骨块撬开。
  - 使用这样的技术可以获得非常广泛的暴露（图8）。

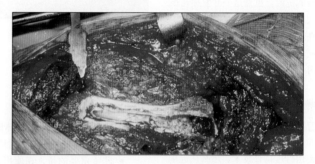

图8

第四步

- 一旦完成这一翻修过程，医生对关节的稳定性、下肢长度和偏距都感到满意，就可以开始关闭伤口了。
- 笔者更倾向于使用0号PDS线连续缝合、关闭臀小肌肌腱的纵形切口。
- 然后，用1号PDS缝线间断缝合臀中肌、臀小肌和关节囊的联合腱，将之缝合到在大转子前方的软组织袖上。继续间断缝合臀中肌肌腹中的垂直裂口（图9）。再用1号PDS线连续缝合股外侧肌筋膜。
- 最后，按常规关闭髂胫束、皮下组织和皮肤。

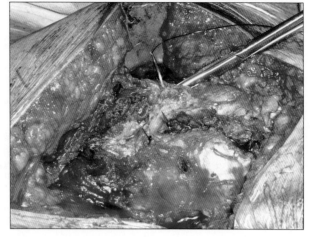

图9

术后处理和预后

■ 在髋关节翻修术中应用可延伸直接外侧入路的一个很大优点是术后发生脱位的可能性非常低（<0.5%）。这样，术后本来需要特别关注的脱位预防措施就可以减到最少了（即术后最初6星期内避免屈曲超过90°和避免被动内旋髋关节）。

■ 根据翻修假体的稳定性，绝大多数翻修术后，患者可允许部分负重。

■ 不鼓励患者在术后最初6周内尝试抗阻力的髋外展锻炼。

■ 在进行此类翻修术后，在最初3～4周内，如果行走不稳，大多数病人愿意使用拐杖，偶尔使用助行器。

（朱力波　译　马金忠　校）

相关文献

Baker AS, Bitouris VC. Abductor function after total hip replacement: an electromyelographic and clinical review. J Bone Joint Surg [Br]. 1985;71:47.

A clinical and electromyelographic review of abductor function after use of the direct lateral surgical approach in total hip arthroplasty.

Bauer R, Kerschbaumer F, Poisal S. The transgluteal approach to the hip. Arch Orthop Traumat Surg. 1957;95:47.

A description of one of the variants of the direct lateral surgical approach in total hip arthroplasty.

Demos HA, Rorabeck CH, Bourne RB, MacDonald SJ, McCalden RW. Instability in primary total hip arthroplasty with the direct lateral approach. Clin Orthop Relat Res. 2001;(393):168–80.

A study from our center demonstrating the low risk of dislocation after total hip replacement using the direct lateral surgical approach.

Foster DE, Hunter JR. The direct lateral approach to the hip for arthroplasty: advantages and complications. Orthopaedics. 1987;10:274.

Outline of the advantages and disadvantages of the direct lateral surgical approach during total hip arthroplasty.

Frndak PA, Mallory TH. Translateral surgical approaches to the hip: abductor muscle split. Clin Orthop Relat Res. 1993;(295):135–41.

A description of a variant of the direct lateral hip approach developed by Mallory and Head for total hip replacement.

Hardy AE, Synek V. Hip abductor function after the Hardinge approach: brief report. J Bone Joint Surg [Br]. 1988;70:673.

A review of hip function after total hip replacement using the direct lateral surgical approach.

Hardinge K. The direct lateral approach to the hip. J Bone Joint Surg [Br]. 1982;64: 17–19.

One of the most influential publications supporting use of the direct lateral surgical approach for total hip replacement.

Head WC, Mallory TH, Berklachich FM, Dennis DA, Emerson RH Jr, Wapner KL. Extensile exposure of the hip for revision arthroplasty. J Arthroplasty. 1987;2:265–73.

An important publication outlining the technique of expanding the direct lateral approach to an extensile exposure for revision total hip replacement procedures and using the controlled anterior perforation technique to aid in removing retained cement "from the top".

Jacobs LGH, Buxton RA. The course of the superior gluteal nerve in the lateral approach to the hip. J Bone Joint Surg [Am]. 1989;71:1235.

A study outlining the course of the superior gluteal nerve in the direct lateral approach to the hip.

MacDonald SJ, Cole C, Guerin J, Rorabeck CH, Bourne RB, McCalden RW. Extended trochanteric osteotomy via the direct lateral approach in revision hip arthroplasty. Clin Arthrop. 2003;417:210–16.

Our study outlining the technique and clinical results of combining an extended trochanteric osteotomy with the direct lateral surgical approach during revision total hip replacement.

McFarland B, Osborne G. Approach to the hip: a suggested improvement on Kocher's method. J Bone Joint Surg [Br]. 1954;36:364.

An early publication outlining a variant of the direct lateral approach to the hip.

McLaughlan J. The Stracathro approach to the hip. J Bone Joint Surg [Br]. 1984;66:30.

A paper outlining the so-called "Stracathro" direct lateral approach to the hip.

Minns RJ, Crawford RJ, Porther ML, Hardinge K. Muscle strength following total hip arthroplasty: a comparison of the trochanteric osteotomy and the direct lateral approach. J Arthroplasty. 1993;8:625.

A comparative study comparing the direct lateral and transtrochanteric surgical approaches in total hip arthroplasty, demonstrating at least equivalent abductor strengths in these two patient groups.

Moskal J, Mann JW. A modified direct lateral approach for primary and revision total hip arthroplasty. J Arthroplasty. 1996;11:255–66.

A study promoting use of the direct lateral surgical approach in both primary and revision hip replacement.

Mulliken BD, Rorabeck CH, Bourne RB, Nayak N. A modified direct lateral approach in total hip arthroplasty: a comprehensive review. J Arthroplasty. 1998;13:737–47.

A study demonstrating the modification of the direct lateral surgical approach to the hip used in our center.

Nazarian S, Tesserand PH, Brunet CH. Anatomic basis of the transgluteal approach to the hip. Surg Radiol Anat. 1987;9:27.

A study demonstrating the anatomical rationale of the direct lateral surgical approach to the hip.

Peters PC Jr, Head WC, Emerson RH. An extended trochanteric osteotomy for revision total hip replacement. J Bone Joint Surg [Br]. 1993;75:158–9.

A publication describing the effectiveness of combining a direct lateral surgical approach and extended trochanteric osteotomy during revision total hip replacement.

第三部分（Ⅲ）

全髋关节翻修：技术

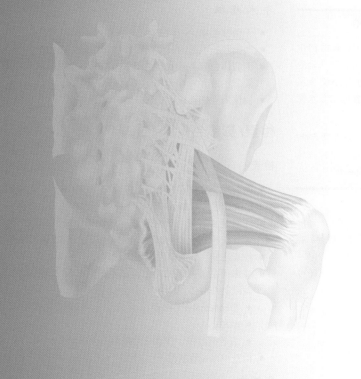

16 | 非骨水泥髋臼翻修

Winston Y. Kim 和 Bassam A. Masri

手术指征

- 无菌性松动。
- 磨损颗粒引起的假体周围骨溶解。
- 因假体位置不佳或软组织张力减弱（如外展肌失功能）导致的髋关节不稳。
- 假体周围感染后再植入假体。

检查/影像学

检查

- 通过临床与血液检查来排除感染（CRP，正常<10mg/ml；ESR，正常<230mm/h），必要时可进行髋关节穿刺。
- 注意是否有潜在的病理情况（如感染性关节病、骨代谢病、骨质疏松），会对非骨水泥翻修髋臼的初始稳定性有一定影响。
- 检查皮肤、筋膜以及以前的切口。
- 临床评估髋外展的完整性很重要，如髋外展肌力不足，要应用髋限制性假体。
  - Trendelenburg 检查。
  - 触诊。
  - 患者侧卧位，检查主动抗阻力外展肌力。
- 检查神经血管状况。

影像学

- X线平片
  - 骨盆（图1A）、闭孔（图1B）、髂骨斜位（图1C）；髋关节前后位和侧位（图2）；股骨全长前后位和侧位片。
  - 评价骨丢失的程度。
  - 利用以前的影像学资料分析骨溶解、假体移位及下沉情况。
- 术前一定要获得以前的手术记录以及假体的型号和厂家。
- 因人工假体会形成伪影，所以很少需要做CT；但若怀疑骨盆完整性有问题，可做CT重建来了解结构不完整的程度。

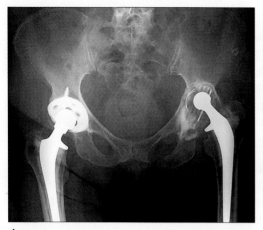

A

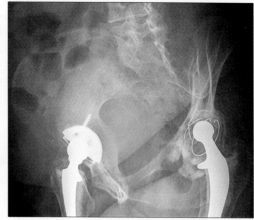

B

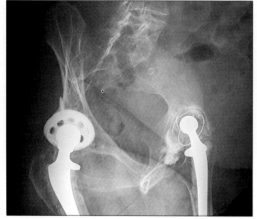

C

图1

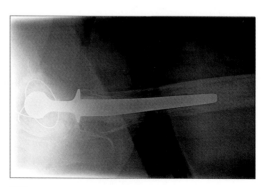

图2

手术要点

- 要确定骨盆牢固固定，并在牵引后骨盆位置依然不变。患者取侧卧位，向前推压股骨（若采用后入路）或向后推压股骨（若采用侧入路），骨盆都应在垂直位上。

注意事项

- 确定患者的体位是在术者监督下固定的，若患者体位不正确或术中体位发生了变化，可导致髋臼准备操作中发生错误（如过度磨锉后柱）或髋臼假体力线位置错误。

所需器械

- 可应用各种适当的固定装置，确保术中骨盆位置不变。

争议

- 有些医生偏爱仰卧位侧方入路；然而，北美的大多数医生更习惯选用侧卧位。

手术解剖

- 在髋翻修术中，坐骨神经易受损伤（图3）。
  - 术者可用手指滑动来辨认坐骨神经，其通过坐骨后侧到达髋臼；避免拉钩损伤坐骨神经。
  - 坐骨神经位于梨状肌下深面，闭孔内肌及孖肌的表面。
- 髋臼的后上象限是拧入螺钉的安全区域（图4）。在此区域拧入螺钉可将灾难性的血管损伤危险降到最低程度。

体位

- 患者置于侧卧位，确定骨盆位于垂直位。
- 在受压部位放置软垫，保护皮肤及神经、血管组织。
- 在摆放体位过程中，将下肢远端摆放在术中需暴露髋臼的位置，再确认骨盆的位置不发生改变。例如，在后入路，术中为显露髋臼，将股骨向前牵引时，骨盆易于前倾。所以，在开始摆放体位时，就要注意避免发生此种情况。

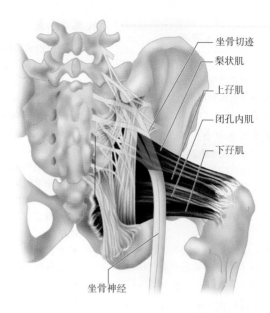

图3

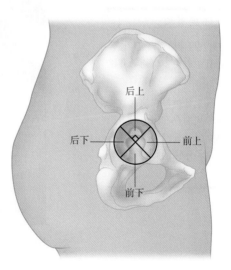

图4

- 理想的手术显露至关重要，可防止在判断骨解剖、残余骨量、取出现存假体和精确重建髋臼方面犯错误。

- 没有一种手术入路适合所有病例，术者应多掌握几种入路来解决不同的问题。同时，所用切口均应可作上下延伸，以应对术中发生的未预料到的问题。

- 术前模板测量

  - 可以帮助选择合适类型和尺寸的假体、髋关节旋转中心、假体力线及是否需要骨移植(图5)。

  - 了解以前用的是何种假体，准备几种手术方案，准备特殊的手术器械（如假体取出器械）及假体（如患者术后关节不稳风险很高，则选用限制性装置）。

- 要从正常解剖层面切到瘢痕层面，在显露过程中避免多层面切开组织，尤其不要损伤神经、血管。

- 既往短暂性坐骨神经麻痹都意味着坐骨神经周围存在瘢痕组织。在没有确认坐骨神经情况下，应用后侧拉钩暴露髋臼时，容易损伤神经。

入路/显露

- 仔细分析术前临床及影像学因素后，选择手术入路。
  - 临床因素
    - 患者的解剖情况。
    - 先前的入路。
    - 一侧或两侧的假体翻修。
    - 潜在性髋关节不稳。
    - 外展肌功能。
    - 术者的偏爱及受训练情况。
  - 影像学因素
    - 骨缺损的程度和预测的缺损区域。
    - 骨盆不连续的情况。
- 选择
  - 直接外侧入路。
  - 后外侧入路。
  - 经大转子截骨入路。
  - 经大转子滑移截骨入路。
  - 扩展大转子截骨入路。

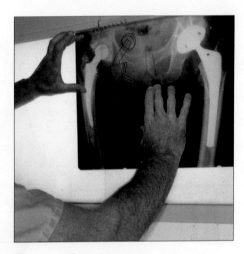

图5

所需器械

- 后外侧入路时，患肢下放置垫枕可使患肢处于外展、内旋和伸展位，更易显露短外旋肌及保护坐骨神经。

手术步骤

第一步：手术显露及假体取出

- 在取出髋臼假体之前，要很好地显露手术部位。
- 一定注意不要造成更大的骨缺损。
- 通过应用咬骨钳、电刀、骨刀及磨钻，确定假体与骨的界面。
- 应用带弧度的骨刀或弧形骨凿假体取出器（图6），取出固定良好的髋臼假体。
  - 假体取出器包括连于股骨头中心的可旋转把手和插入内衬的弧形骨刀。
  - 先后应用两把弧形骨刀，首先用短刀刃制造一个通道，再用第二把带全半径刃的骨刀。
- 用咬骨钳、Cobb剥离器、骨锉或电刀，对纤维和膜组织进行仔细而彻底的清创，再对残余骨量进行评估。

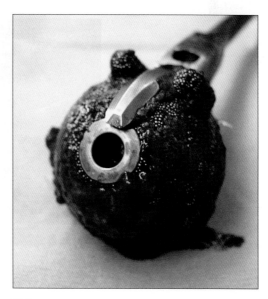

图6

第二步：残存髋臼骨的分型

- 髋臼理想的重建取决于骨缺损的部位和程度，以及残存宿主骨的质量。
- 评价髋臼缘的完整性是包容性（腔隙性骨缺损）缺损，还是非包容性（节段性）缺损（图7）。
- 髋臼骨缺损分型应用最多的是Paprosky分型。
  - Ⅰ型：髋臼缘及壁/顶部完整，髋臼柱完整，支撑性好
  - Ⅱ型：髋臼缘、壁/顶变形，髋臼柱完整，支撑性好
  - Ⅲ型：髋臼缘缺损，壁/顶及髋臼柱不同程度缺损
- Paprosky Ⅰ型骨缺损可用半球形、多孔非骨水泥型髋臼杯（图8）。
- Ⅱ型骨缺损首先应用骨移植（颗粒性或结构性植骨）来修复变形的壁或顶，然后再应用非骨水泥型髋臼假体。
- Paprosky Ⅲ型骨缺损需要应用重建钢板来固定和重建髋臼柱，然后再重建髋臼（图9）。

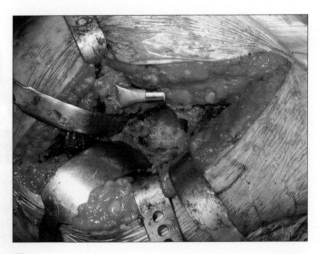

图7

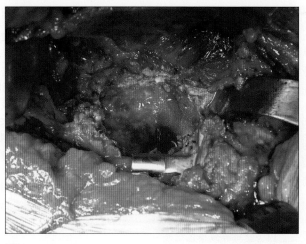

图8

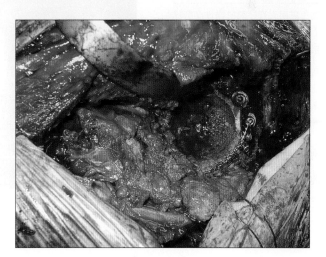

图9

手术要点

- 逐级同心应用髋臼锉，以确保界面接触更好。

- 初始接触不良可能导致非同心磨锉及位置不佳。需要开始时反复应用小直径磨锉来确认同心磨锉。

- 应采用多孔髋臼试模，以确认与宿主骨接触的情况以及是否同心磨锉（图12）。

- 避免髋臼杯位置放错时应用增高内衬来纠正，同时使用大直径股骨头。因为这可导致聚乙烯断裂，特别是聚乙烯厚度处于临界值时。

注意事项

- 避免应用大直径髋臼锉过度磨锉上壁及后壁，要注意应用另一只手把持，向前下方用力。

- 在应用最后一个磨锉时，通过向前后、上下方向传导的力量情况来检查稳定性。

所需器械

- 髋臼螺钉需在安全区拧入，以避免神经、血管损伤。

第三步：非骨水泥型髋臼重建

- 大部分髋臼重建都可以使用半球形非骨水泥髋臼杯。

- 逐级1～2mm地磨锉髋臼，暴露渗血骨面、半球形表面及完整的圆形髋臼边（图10）。

- 包容性（腔隙性）小缺损用自体或异体颗粒骨移植。可用反锉方法使骨颗粒与骨面密切接触。

- 选用比最后所用髋臼锉大2mm的髋臼假体进行匹配。

- 使用对线辅助杆，确定侧向及前倾角度位于理想位置。

- 通过髋臼杯上的螺钉孔确定髋臼假体与宿主骨密切接触，可用一细头吸引器辅助。

- 翻修手术时一般都要应用髋臼螺钉来加固固定（图11）。

- 在髋臼杯满意固定后，再放入相应内衬或内衬试模。

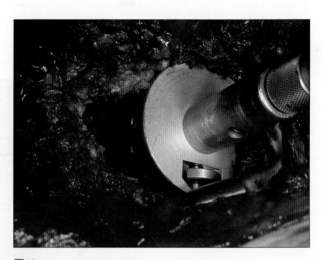

图10

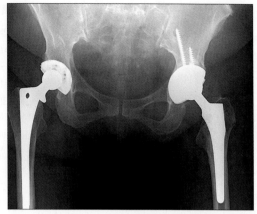

图11

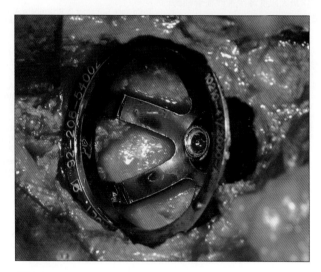

图12

■ 若髋臼杯直径大于62mm,我们不推荐应用28mm股骨头。只要聚乙烯内衬的厚度足够(大于5~6mm),并使用高交联聚乙烯,可使用尽可能大的股骨头。

■ 如果金属杯位置偏内,可用带偏心距的内衬调整髋关节偏心距。

■ 同样,如果应用了大髋臼杯,可应用偏心内衬,使旋转中心下移而更接近正常水平。

并发症

- 髋关节翻修的常见并发症是髋关节不稳和脱位。

  - 应用大直径股骨头假体可降低术后脱位风险。

  - 需要时，高边和限制性内衬可用于合适的患者。

  - 由于撞击及脱位的原因，尽量不要要带裙边的组配式股骨头。

- 感染率比初次手术要高。

- 将拉钩及髋臼螺钉置于安全位置可以最大限度减少神经血管损伤风险。

术后处理及预后

- 术后早期要在两腿间放置枕头使腿外展。

- 可鼓励大部分患者在术后24小时内行走，有时需要助步器。通常允许患者部分负重，但这些都要在医生指导下进行。

- 根据手术复杂情况、固定情况、术中髋关节稳定性，来决定每个病人的术后护理情况。

- 每例髋臼翻修的复杂性不一样，所报道的髋臼杯松动及失败率因骨缺损情况而不一。

（王建东　译　马金忠　校）

相关文献

Della Valle C, Berger R, Rosemberg A, Galante JO. Cementless acetabular reconstruction in revision total hip arthroplasty. Clin Orthop Relat Res. 2004;(420):96–100.

This study is a retrospective review of 138 cementless acetabular reconstructions with a mean follow-up of 15 years. (Level IV evidence [case series])

Hallstrom BR, Golladay GJ, Vittetoe DA, Harris WH. Cementless acetabular revision with the Harris-Galante porous prosthesis. J Bone Joint Surg [Am]. 2004;86: 1007–100.

This study reviews 122 cementless acetabular hip reconstructions by the senior author with a mean follow-up of 12.5 years. (Level IV evidence [case series])

Mitchell PA, Masri BA, Garbuz DS, Greidanus NV, Wilson D, Duncan CP. Removal of well fixed, cementless, acetabular components in revision hip arthroplasty. J Bone Joint Surg [Br]. 2003;85:949–52.

The authors described in detail a series of 31 hip implants removed using a new cup extraction system. (Level IV evidence [case series])

Paprosky WG, Perona PG, Lawrence JM. Acetabular defect classification and surgical reconstruction in revision arthroplasty: a 6 year follow-up evaluation. J Arthroplasty. 1994;9:33–44.

This study describes in detail the rationale for a system widely used in the classification of acetabular bone deficiency in revision arthroplasty.

Wasielewski RC, Cooperstein LA, Kruger MP, Rubash HE. Acetabular anatomy and the transacetabular fixation of screws in total hip arthroplasty. J Bone Joint Surg [Am]. 1990;72:501–8.

The authors described the quadrant system for safe screw placement through an acetabular component.

17 | 髋臼环和笼

Catherine F. Kellett, Petros J. Boscainos 和 Allan E. Gross

手术指征

- 有两种环：顶部加强环及防内陷笼。
  - 顶部加强环从髂骨上缘到髋臼内下方，主要保护髋臼顶。
  - 防内陷笼从髂骨上部到坐骨，跨越下方保护整个髋臼。

顶部环

- 初次髋关节置换
  - 髋内陷：创伤性骨关节炎、风湿性关节炎或原发性髋臼内陷结合自体颗粒骨移植，可与宿主骨在后上方及内下方骨接触。
  - 严重骨质疏松：骨质疏松并发风湿性关节炎。
  - 发育不良：保护结构性移植及提供更好的金属杯覆盖。
- 用于骨溶解所致骨缺损髋关节翻修。
  - 包容性骨缺损：与颗粒性异体骨移植合用，可与宿主骨后上方及内下方骨接触。
  - 累及不到50%髋臼的非包容性骨缺损：支持小于50%髋臼杯的小的结构性异体骨移植，可用顶环来支撑保护。

髋臼笼

- 初次全髋关节置换
  - 严重内陷病例如果骨缺损比较大，不能通过顶部加强环跨越时，需要结合颗粒植骨。
- 髋关节翻修
  - 大块包容性骨缺损：涉及整个髋臼的骨缺损，需要的装置跨越髂骨到坐骨，同时要用异体颗粒骨移植。
  - 累及50%以上髋臼的非包容性骨缺损：髋臼笼可与异体结构骨移植结合应用。

注意事项

- 大块骨缺损若用顶环，环会位于颗粒骨内下方，会晃动而松解。

- 现代的髋臼环不能够通过生物性骨长入或骨长上面固定，只是为骨愈合提供一个支持钢板。因此，中长期会有潜在的失效。

- 在髋关节翻修时，若大于50%的髋臼骨缺损，治疗起来很困难，手术方法之一是进行髋臼结构骨移植。除非这些移植骨由髋臼笼保护，由髂骨延伸到坐骨支，否则移植失败率高的不可接受。

- 骨盆连续性：髋臼笼可用于桥接骨盆不连续。同时亦需骨移植。若笼不能稳定地将不连续桥接，可同时应用钢板。
- 笼应用有一定的使用时限，但通过运用适当骨重建，可使下次再翻修时非骨水泥髋臼杯位于正常解剖部位。所以，对于年轻和需求高的患者，是一个不错的选择。
- 笼也可用于辐照治疗后的骨质也可以限制性髋臼杯一起应用。

争议

- 若放射学及术中证实骨盆连续性中断，应考虑应用后柱钢板及髋臼笼。

- 若髋臼骨缺损大于50%，但髋臼内下部分仍可接触，即可应用髋臼顶环。然而必须强调在选择使用非骨水泥臼杯和髋臼顶环之间的细微差异。只要通过磨锉，与宿主骨有一些接触，就可以用非骨水泥髋臼杯。但是若包容性骨缺损是环形，涉及整个髋臼，尽管磨锉更多也不能有50%的骨接触，不可能接触到髋臼内下部，则需应用髋臼笼。

- 在金属骨小梁杯引入以后，作者单位的髋臼顶环用得越来越少。

- 带加强的髋臼杯亦可治疗很多类型的骨缺损。带增强的金属骨小梁杯可用于椭圆形骨缺损，但也可拆下增强部分单独应用。

- 应用策略

  - 低需求患者：金属骨小梁杯及增强块。

  - 高需求患者：可能将来需再一次翻修，应用金属骨小梁杯及骨（微柱）移植。

治疗选择

- 大部分包容性骨缺损可通过非骨水泥髋臼杯来治疗，且中长期效果良好（大髋臼杯）。非骨水泥杯只允许有限的骨量重建，并且不能用于辐射骨。

- 金属骨小梁杯可降低对宿主骨接触率的要求。另一个选择是打压植骨，即骨水泥安放在打压异体植骨床上。

- 除了笼和环，还可选择定制的杯、椭圆杯、小的圆柱状结构骨移植或打压植骨。

- 另一个有争议的解决髋臼骨缺损的方法是将杯置于高位或内陷位置。

检查/影像学

- 大部分骨缺损可通过常规放射学拍片来确定。Judet斜位对于前后柱骨缺损的判定有很大帮助。骨缺损情况要通过术中取出假体后来最终判定。
- 骨缺损的分型
    - I型：无明显骨缺损。
    - II型：包容性（腔隙性）骨缺损，柱及髋臼缘完整。
    - III型：非包容性（结构性）骨缺损，髋臼骨缺损小于50%。
    - IV型：非包容性骨缺损，髋臼骨缺损大于50%。
    - V型：伴有非包容性骨缺损的骨盆连续性中断。
- 图1显示髋臼周围的骨溶解，适于用环来重建。
- 图2显示大范围骨溶解，髋臼杯移位，适于用笼来重建。

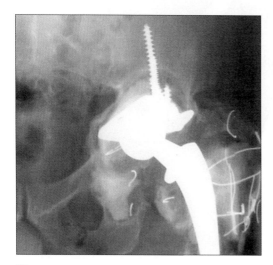

图1

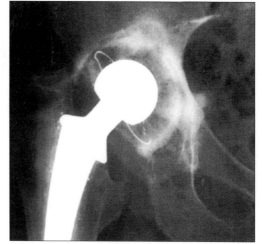

图2

体 位

- 患者置于手术床上侧卧位。
- 用沙袋将患者保护好。
- 用垫子保护好膝周的腓总神经及受压部位。
- 预防性应用抗生素。

入路/显露

- 后入路或侧方（经臀肌）入路对植入环的放置都可以有足够的显露。若要植入笼，需暴露坐骨。
- 我们常用大转子截骨来显露坐骨。然而，后入路也可足够显示，需要时也可变换成大转子截骨入路。我们常用大转子滑移截骨，因其可使转子截骨块再移位的发生率降低。
- 大转子滑移可通过侧方切开。
- 筋膜层切开后，就可看到臀中、小肌的后缘并拉向前方（图3）。股外侧肌从肌间隙上分开6～8cm，向前分开1cm或2cm。

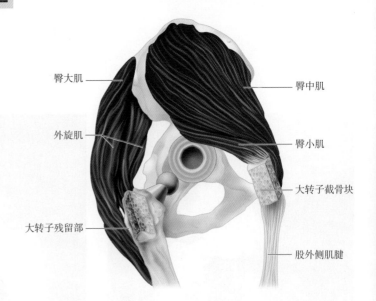

臀大肌

臀中肌

外旋肌

臀小肌

大转子截骨块

大转子残留部

股外侧肌腱

图3

- 不切开外旋肌或后关节囊。
- 然后，从后向前，在股外侧肌入股肌上点以远2cm处，用摆锯做大转子截骨（图4虚线处）。
- 为了使后关节囊及外旋肌完整，保留后方1cm的骨质，使之连接到股骨的主干。将转子骨块牵拉到前方，并切除前方关节囊。髋关节前侧方脱位但拉向后方，大转子骨块位于前方。
- 如果需要暴露更多，可以将转子滑移截骨转换成横行截骨，这样转子可以拉向上方。如果预期股骨假体很难取出，亦可延伸转子截骨，这样可以更好地显露坐骨。

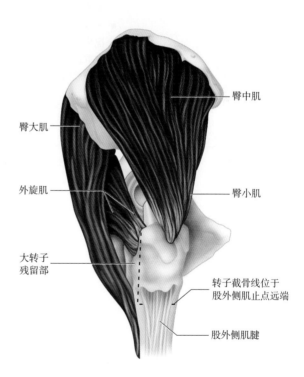

臀中肌

臀大肌

外旋肌

臀小肌

大转子残留部

转子截骨线位于股外侧肌止点远端

股外侧肌腱

图4

■ 沿着髋臼后缘向下触摸辨认坐骨，坐骨延于髋臼缘内后方，很突出。放置1把或2把拉钩可显露坐骨及坐骨韧带。韧带的下方是坐骨神经，注意不要损伤。

手术步骤

手术要点

● 清创后用杯的试模来确定骨缺损情况。

第一步

■ 在取出髋臼假体及假膜后，用髋臼锉磨锉，然后决定用非骨水泥杯、顶环或髋臼笼。

   ● 用髋臼杯试模，若接触渗血骨面范围大于50%，特别是后上方，即可用非骨水泥杯。

   ● 若接触小于50%，但仍可能接触宿主髋臼上方及内下方，则可用顶环。

   ● 若仍不及上述情况，就要用髋臼笼。

■ 大部分情况术前就可计划好，但最后还是要在术中根据上述情况来决定。

■ 在取出髋臼假体及清创后，骨缺损状况就可确定。依次检查髂骨、髋臼顶及前后柱。

第二步：重建髋臼

- 骨缺损的类型决定重建的方法
  - Ⅱ型包容性缺损——颗粒状骨移植修补（图5A）。
  - Ⅲ型非包容性骨缺损（小于50%的髋臼）—结构骨移植修补（图5B）。
  - Ⅳ型非包容性骨缺损（大于50%髋臼缺损）-结构骨移植修补（图5C）。
  - Ⅴ型骨盆非连续性缺损—结构性骨移植修补（图5D）。
- 理想的翻修异体骨是深冷冻骨。
- 如果骨缺损是包容性，则要用颗粒状异体骨移植。
  - 颗粒以5～10mm为好。
  - 颗粒骨被打压成坚固的基底来支撑环或笼。打压植骨可用髋臼锉反锉，髋臼锉最后的直径决定环的外径。
  - 结构骨可能需要稍磨锉一下，保留完整的软骨下骨，以包容环的外径。当应用结构骨时，其他空隙需要用颗粒骨来填塞。
  - 由坚固的异体骨或宿主骨支撑环是非常重要的。
- 异体髋臼骨常用于结构骨移植，但也可用异体男性的股骨头修整后来修复骨缺损。

手术要点

- 若后上侧节段性骨缺损涉及髋臼顶及后柱，髋臼在解剖位或接近解剖位置不稳定，则需进行结构骨移植。如果宿主骨可支持杯50%～70%，则行小柱状骨移植。但如宿主骨的支持小于50%，则需行大圆柱状骨移植。

注意事项

- 长期研究显示，边缘翼折断可使髋臼笼失用。这可以通过确定笼或顶环由宿主骨或移植骨牢固地支持而避免。

所需器械

- 需要另一个异体骨准备台来准备异体骨。可由助手在处理髋臼的同时进行。

髋臼环和柱

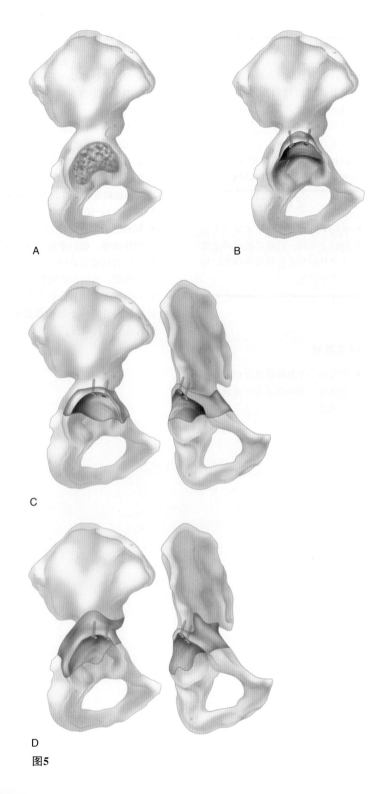

A

B

C

D

图5

第三步：顶环的置入

- 在骨量重建后，骨床直径应与环外径相匹配。环外径要与最后所用的髋臼锉直径相符。在打压植前前，需手动置入及调整。
- 应用臼杯定位器，向上方及略后方打压带翼突的顶环（图6）。在拧入螺钉前，即应感到牢固固定。
- 如果用顶环，上后方及内下方必须有宿主骨很好地支撑。确定在宿主骨上方、后方及内下方都很稳定。
- 然后，用6.5mm全松质骨螺钉固定环。螺钉通过环上方翼突的孔，从垂直到斜形方向锚定到髋臼骨上（图7）。根据骨的质量，可能需要固定内皮质。顶部螺钉应向上方（负重）拧入，至少要用3枚螺钉。

手术要点

- 将骨水泥杯植入环内，可独立于环单独调整杯的方向及局部应用抗生素，所以不用担心顶环转位。

注意事项

- 环的上部翼及下部一定不要位于颗粒移植骨上，否则顶环将不稳定，螺钉会断裂，此时应用髋臼笼。
- 螺钉不能在内侧及前方拧入，因为此处有大血管。

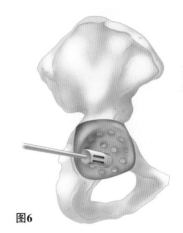

图6

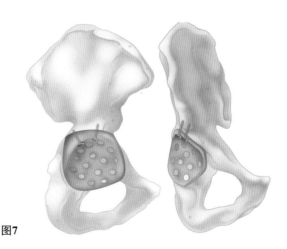

图7

手术要点

- 我们将下翼置于坐骨，而不是顶部，这样就不用确认坐骨神经。这样可以使翼远离神经。

- 我们现在常规将翼置于坐骨。

注意事项

- 将翼置于坐骨顶后，就很接近坐骨神经。在用螺钉将突出物固定于坐骨时，识别及保护坐骨神经很重要。

- 另外，将翼置于坐骨顶时，杯就偏外了。

- 环与宿主骨或移植骨之间的任何移动最后都会引起环松动或折裂。

- 在拧入螺钉前确保笼外形不变，以免在拧紧螺钉时笼发生移位。

- 避免反向折弯突出的翼部，否则会使翼强度变弱，甚至折断。

第四步：置入笼

- 重建骨量后，骨床直径应与笼外径相匹配。
- 应用笼试模，医生可据此决定笼的大小、翼是否需折弯以使与宿主骨接触。环外径应与最后一次锉的直径相符。
- 笼的翼突要成形，以使得与宿主骨有良好的接触。
  - 翼突只能在一个方向上折弯（避免反向弯折），否则会使其强度变弱。通常上翼向下折弯到髂骨，下翼折弯，贴到坐骨。
  - 拧入螺钉前确保外形不变，以免拧紧螺钉时笼发生移位。
- 剥离髂骨上的肌肉，以便留出空间安置上翼。
- 将上翼固定于髂骨略后上方，将笼稳定于髋臼内。
- 下翼固定于坐骨内或顶着坐骨放置。如顶着坐骨放置，则杯可能位于轻度外侧位，所以更倾向于将其固定于坐骨内。

- 为假体植入，需在坐骨上挖槽。首先，通过触摸髋臼后缘确定坐骨，通过钻3.2mm的洞来进一步确定坐骨及深度。测深器确定孔四周均为骨质，在后下方向至少要有4cm（图8）。也可通过透视来确定位置，可在坐骨上钻几个细洞，用小骨刀平行于坐骨开一个初始槽。
- 一旦凿了初始槽，根据笼的坐骨翼来完成开槽。

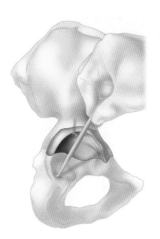

图8

- 在打压之前，根据需要可先用手将移植骨填入缺损部位。
- 用杯的定位器将杯打入，确定杯与宿主骨牢固接触。首先置入坐骨翼，然后打入环，将上翼置于髂骨。
- 当笼牢固地贴于骨质后，拧入6.5mm全螺纹松质骨螺钉（图9）。

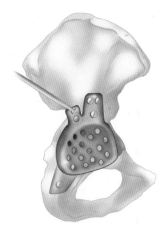

图9

- 然后，在上翼拧入2或3枚6.5mm全松质骨螺钉。
- 如果下翼靠在坐骨上，需要在下方拧入1或2枚6.5mm全松质骨螺钉。
- 根据骨质量，螺钉要拧入内皮质骨来提供足够的固定。
- 下方翼可通过三个方法来获得稳定。对于包容性骨缺损，只需将下翼靠于坐骨，无需螺钉固定。对于结构性及不连续性骨缺损，下翼用1或2枚螺钉固定于坐骨或开槽将下翼放入坐骨。对于包容性或非包容性缺损，我们更常用开槽技术。
- 辨认及保护坐骨神经很重要，特别是将翼用螺钉固定于坐骨时。

手术要点

- 用骨水泥将杯固定于环中，可以单独调整杯的方向及局部应用抗生素。
- 置入骨水泥前，须用杯的试模来评价杯的位置。
- 暴露期间，用插入髂嵴间的外支具测量下肢长度。

注意事项

- 可以通过独立于环单独调整杯的方向来避免脱位。在曾多次手术、外展功能不佳时，可应用骨水泥型限制杯。另一个预防措施是术后应用拐杖3个月。

第五步

- 聚乙烯杯用骨水泥固定于顶环或笼。
- 用杯试模来确定杯的大小，目的是要有一个均匀的3mm的水泥套。
- 相对于顶环或笼可独立调整杯的方向很重要，应用相同的标记点，像把杯直接植入髋臼中一样。
- 调制骨水泥，在其成团期放入顶环或笼中（图10）。
- 将内衬放在定位器上，然后放入骨水泥中（图11）。
- 内衬应位于倾斜45°、前倾20°，可独立于环或笼调整方向。不管环的位置如何，将骨水泥杯放于解剖位置很重要。若有需要，可应用骨水泥限制型杯。
- 保持一定的压力，直到骨水泥变硬。一些骨水泥穿过环中的孔，到达结构植骨或打压骨的表面。修剪多余的骨水泥。

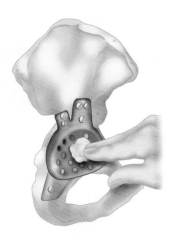

图10

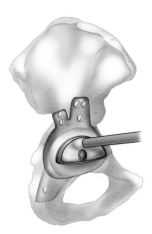

图11

第六步

- 用2条16号钢丝从下方穿过小转子，使大转子复位固定。
- 常规关闭伤口。
- 图12显示术后用环重建的X线片。
- 图13显示术后用笼重建的X线片。

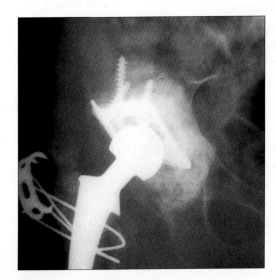

图12

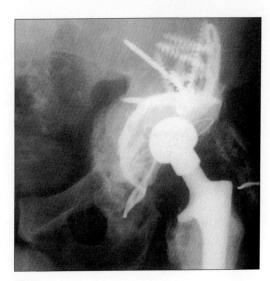

图13

并发症

- 与现代环有关的最常见并发症是松动。在我们的系列（Goodman等，2004）报道中，4例环松动，均需再翻修，另3例翼折裂。这个问题是由于现代环还不能达到生物学上的固定，只是在移植骨愈合时起到一个支持钢板的作用。在环松动时，对于非骨水泥杯移植骨愈合提供了足够量的骨床。环与宿主骨或植骨之间的任何活动，最后都会导致环松动或折裂。将来环的材料应获得生物学固定并有利于骨愈合（即TM）。

手术要点

- 若环失败，对于非骨水泥杯移植骨愈合提供了足够量的骨床。

注意事项

- 环的主要问题是不能获得生物学固定，可因松动或折裂而失败。

术后处理及预后

- 常规应用抗生素及预防深静脉血栓。
- 术后负重情况取决于骨移植的类型和移植骨量以及病人的耐受性。
  - 当应用顶环及颗粒骨移植时，病人只要能耐受就可负重。
  - 当顶环用来保护少量结构骨移植时，负重应推迟3个月（保持轻微负重6周，60～80lb部分负重6周）。
  - 当应用笼来保护移植骨时，不管是颗粒骨，还是结构骨移植，负重都要推迟3个月（轻微负重6周，60～80lb部分负重6周）。
- 术后2～3天，开始轻柔地被动活动锻炼，屈曲不要大于70°，不要外展。
- 术后6周可进行仰卧位主动外展活动，抗地球引力外展活动开始于术后12周以保护大转子修复。
- 中期（5～10年）成功率为75%，再翻修率为10%～20%。需注意这些都是翻修手术，超出非骨水泥杯范畴。
- 大部分作者认同应用环及骨移植便于下一次翻修。

结局

- 用顶环保护的颗粒骨移植修复包容性髋臼骨缺损，在43例髋平均5年的随访中，1例再翻修，4例无症状松动。8例非包容性骨缺损且缺损大于髋臼50%者用结构骨移植结合笼来修复，平均随访7.5年，1例因感染而失败（Saleh等，2000）。
- 在随后的文献中，我们报道了13例患者，平均随访10.5年。10例（77%）取得临床及影像学成功（Saleh等，2000）。在随后的应用笼的病例中，有6例坐骨神经损伤，但大部分部分或全部恢复。所有这6例与下翼放于坐骨顶有关，而不是在坐骨内开槽。3个环翼折裂，1例重新手术。通过确定环与宿主骨或移植骨很好的支撑，就可避免这种情况发生。7例脱位（11%），这可通过杯独立于环的方向调整而避免（Goodman等，2004）。同时，在髋关节多次手术并外展肌差时，可应用骨水泥限制型杯置于环中。另一个措施是术后应用3个月拐杖。

（王建东 译 马金忠 校）

相关文献

Berry DJ. Antiprotrusio cages for acetabular revision. Clin Orthop Relat Res.
2004;(420):106–12.

*Wide exposure of the acetabulum, positioning the cage to span host bone–to–host bone
bridging defects, and secure fixation of the cage with a good dome and posterior
column support are recommended.*

Berry DJ, Lewallen DG, Hanssen AD, Cabanela ME. Pelvic discontinuity in revision total
hip arthroplasty. J Bone Joint Surg [Am]. 1999;81:1692–702.

*Pelvic discontinuity is uncommon, and treatment is associated with a high rate of
complications. For hips with type IVa bone loss and selected hips with type IVb
defects, in which a socket inserted without cement can be satisfactorily supported by
native bone, we prefer to use a posterior column plate to stabilize the pelvis and a
porous-coated socket inserted without cement. For most hips with type IVb and type
IVc bone loss, we prefer to use particulate bone graft or a single structural bone graft
protected with an antiprotrusio cage.*

Christie MJ, Barrington SA, Brinson MF, Ruhling ME, DeBoer DK. Bridging massive
acetabular defects with the triflange cup: 2- to 9-year results. Clin Orthop Relat Res.
2001;(393):216–27.

*The triflange cup offers an alternative method of repair that reliably provides pain
relief, initial implant stability, potential long-term implant stability, and pelvic
stability in cases of discontinuity.*

Gill TJ, Sledge JB, Müller ME: The Bürch-Schneider anti-protrusio cage in revision total
hip arthroplasty. J Bone Joint Surg [Br]. 1998;80:946–53.

*At an average follow-up of 8.5 years (5 to 18), 15 patients (25.9%) rated their results
as excellent, 38 (65.5%) as good, and 5 (8.6%) as fair. Five further revisions of the
acetabular prosthesis were required, three due to aseptic loosening, one for recurrent
dislocation, and one due to sepsis. Of the remainder, 1 was definitely loose, 2
probably loose, and 12 possibly so. Impressive augmentation of bone stock can be
achieved with the antiprotrusio cage, while enabling the hip to be centered in its
anatomic position.*

Gill TJ, Sledge JB, Müller ME: The management of severe acetabular bone loss using
structural allograft and acetabular reinforcement devices. J Arthroplasty. 2000;15:
1–7.

*This is the first reported series on the use of acetabular reinforcement devices with
solid bulk allograft covering more than 50% of the socket. The allograft is protected in
the early postoperative period, superior migration of the cup is virtually eliminated as
a complication, and the incidence of aseptic loosening is greatly diminished.*

Glassman AH, Engh CA, Bobyn JD. A technique of extensile exposure for total hip
arthroplasty. J Arthroplasty. 1987;2:11–21.

*The approach is based on the preservation of an intact musculo-osseous–muscular
sleeve comprising the gluteus medius, greater trochanter, and vastus lateralis and
allows physiologic reconstruction of the hip's soft tissue envelope. This versatile
approach is particularly useful in revision surgery and in difficult primary
interventions in which leg length is adjusted. The surgical technique, indications, and
advantages are described. Early clinical results of 90 cases are presented.*

Goodman S, Saastamoinen H, Shasha N, Gross AE. Complications of ilioischial
reconstruction rings in revision total hip surgery. J Arthroplasty. 2004;19:436–46.

*This paper recommends a constrained liner to avoid dislocation in selected cases,
slotting the flange into the ischium for further stability, and protection of the sciatic
nerve.*

Korovessis P, Stamatakis M, Baikousis A, Katonis P, Petsinis G. Müller roof
reinforcement rings: medium term results. Clin Orthop Relat Res. 1999;362:125–37.

In this small series, this surgical technique was successful and effective and followed by good medium-term clinical and radiographic results in primary and revision implantation in segmental, cavitary, or complex acetabular deficiencies and in osteoporotic or deficient acetabular bone.

Morsi E, Garbuz D, Gross AE. Revision total hip arthroplasty with shelf bulk allografts: a long term follow-up study. J Arthroplasty. 1996;11:86–90.

The use of bulk allograft in conjunction with acetabular revision is supported, provided that at least 50% support of the cup can be obtained with host bone. This type of reconstruction provides support for the cup and restores anatomy, leg length, and bone stock should future revision be necessary.

Perka C, Ludwig R. Reconstruction of segmental defects during revision procedures of the acetabulum with the Bürch-Schneider anti-protrusio cage. J Arthroplasty. 2001;16:568–74.

The cage has the lowest migration and loosening rate in cases with medial defects or anterior column defects. Surgical treatment of defects of the posterior column is associated with an increased rate of aseptic loosening, whereas implantation with cranial defects shows a higher migration rate with no significant increase in loosening.

Saleh KJ, Jaroszynski G, Woodgate I, Saleh L, Gross AE. Revision total hip arthroplasty with the use of structural acetabular allograft and reconstruction ring: a case series with a 10-year average follow-up. J Arthroplasty. 2000;15:951–8.

The study supports the use of massive structural allografts and reconstruction rings and achieved satisfactory results in 77% (10 of 13) of the patients. These results reveal an impressive outcome for what used to be thought of as a salvage operation.

Shinar AA, Harris WH. Bulk structural autogenous grafts and allografts for reconstruction of the acetabulum in total hip arthroplasty: sixteen-year average follow-up. J Bone Joint Surg [Am]. 1997;79:159–68.

Both the structural autogenous grafts and the structural allografts used in acetabular reconstruction in total hip replacement functioned well for the initial 5–10 years. At an average of 16.5 years, 9 of the 15 hips treated with allograft and 16 (29%) of the 55 treated with autogenous graft had been revised. The greater the extent of coverage of the acetabular component by the graft, the greater the rate of late failure.

Winter E, Piert M, Volkmann R, Maurer F, Eingartner C, Weise K, Weller S. Allogeneic cancellous bone graft and a Bürch-Schneider ring for acetabular reconstruction in revision hip arthroplasty. J Bone Joint Surg [Am]. 2001;83:862–7.

Acetabular reconstruction with the use of morselized cryopreserved allogeneic cancellous bone graft and the Bürch-Schneider ring can be highly successful in managing massive acetabular deficiencies in revision hip arthroplasty.

Woodgate IG, Saleh KJ, Jaroszynski G, Agnidis Z, Woodgate MM, Gross AE. Minor column structural acetabular allografts in revision hip arthroplasty. Clin Orthop Relat Res. 2000;371:75–85.

The study shows that good results can be achieved with structural acetabular allograft reconstruction supporting less than 50% of the cup, with good mid-term to long-term implant survival (cup aseptic survival, 80.4%; allograft reconstruction survival, 94.1%), especially if there is restoration of near-normal hip biomechanics.

Zehntner MK, Ganz R. Midterm results (5.5–10 years) of acetabular allograft reconstruction with the acetabular reinforcement ring during total hip revision. J Arthroplasty. 1994;9:469–79.

Kaplan-Meier survivorship analysis revealed a 79.6% probability of reconstruction survival at 10 years with revision as the end point for failure. It was concluded that durability of the reconstruction can be expected if support of the metallic reinforcement device is provided by host bone. Segmental and combined deficiencies may require additional internal fixation by plates and screws.

18 | 股骨翻修：打压植骨

John A. F. Charity, A. John Timperley 和 Graham A. Gie

导言

- 股骨打压植骨翻修应用骨水泥股骨柄，在1987年4月， Exeter柄引入临床应用。

- Graham Gie在做访问学者的一年中，遇到了一个老年女性患者，需要二次翻修，而她的股骨干骨质量已经很差。根据Tom Slooff教授髋臼打压植骨的经验及Robin Ling教授不用骨水泥的股骨打压植骨，他提出用粉碎的异体骨植入股骨，放入低黏性骨水泥，再放入抛光的Exeter假体。患者5年后死亡，股骨干愈合，假体固定得很好。

- 这个技术很快就成为翻修股骨的方法，也是现在股骨翻修的常用方法。已经有超过700例股骨用这种方法翻修。

手术指征

- 髋翻修时重建股骨干的骨量。

- 骨水泥型股骨翻修中，骨水泥提供了机械交锁界面，当取出以前的假体时，骨水泥与股骨界面很光滑。

- 避免年轻患者股骨侧远端应用长柄，以免将来再翻修时困难。

- 全涂层非骨水泥柄不能获得需要的紧贴固定长度时。

- 当股骨髓腔直径大于18mm时，应用非骨水泥柄大腿疼痛的发生率很高。

- 因为狭部下正常股骨是反圆锥形的，故带凹槽的锥形柄不能获得很好的固定。

检查/影像学

- 前后位髋关节骨盆X线片
  - 髋关节前后位X线片应包括假体尖端到骨水泥远端以远，可以帮助医生选择取出假体的器械（如长钳、超声骨水泥取出设备）以及是否进行扩展转子截骨以便取出假体。在图1A，骨溶解没有超越柄远端的一半，所以可用一个标准长度的柄进行翻修。
  - 髋侧位X线片应包括柄尖端，并显示与股骨内皮质的关系（图1B）。可以评估在取出假体及骨水泥时引起股骨穿透的风险。图1显示柄尖在髓腔的中央，所以医生可以很放心地钻远端的骨水泥套，而不用担心皮质骨穿透的问题。
  - X线片也可帮助医生评估是否需要在股骨干预防性地应用钢丝固定、金属网修补骨干缺损以及股骨近端重建（如图1所示股骨距缺损）。
- 通过适当的血液检测、髋关节穿刺及放射性核素骨扫描排除感染。

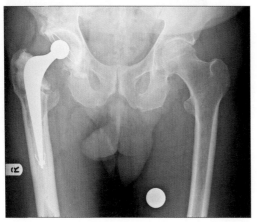

A

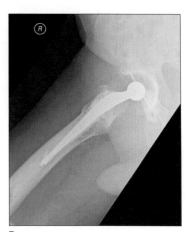

B

图1

治疗选择

● 依据患者的年龄、一般健康状况、骨质量和骨溶解的程度，选择治疗方法，包括：

 ■ 骨水泥柄，长柄或短柄。

 ■ 非骨水泥柄（多种设计类型及涂层）。

 ■ 近端股骨置换。

 ■ 肿瘤假体。

模板测量（图2）

■ 评价肢体长短差异，需要确定股骨假体大小型号、偏心距及长度，确保假体长度要长过溶骨区至少2倍皮质直径的长度。若不可能，则需要用皮质骨支撑骨板，来加强薄弱骨区域。

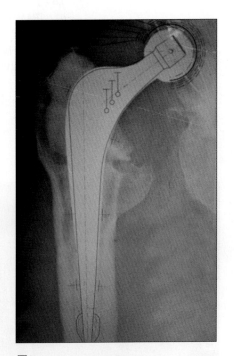

图2

■ 确定带螺纹的翻修塞需要置入股骨的深度。

手术解剖

■ 分辨、暴露坐骨神经（后入路）。
■ 避免切开臀中肌，防止损伤臀上神经及动脉（外侧入路）。
■ 在股骨止点附近切断外旋肌群，关闭时仔细缝合修复（后入路）。
■ 仔细地骨性修复臀中肌及臀小肌肌腱（外侧入路）。

体位

■ 常规侧卧位。
■ 髂前上棘及后侧骶骨放置支撑物，牢固地固定（图3A和B）。
  ● 避免髂前上棘过度受压，以防术后感觉异常。

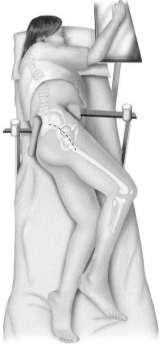
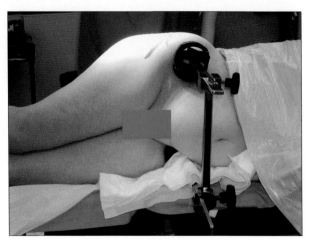

A　　　　B

图3

- 骶骨固定处可相对低些，以防为髋臼重建而需延长切口至臀部。

入路/显露

- 我们医院髋关节翻修术常规应用后入路。
- 我们不做小切口或微创切口来做股骨打压植骨的翻修手术。
- 助手必须抱住下肢，固定于需要的位置，同时不能对股骨产生扭矩。否则，在打压植骨时，股骨会发生螺旋形骨折。常需要松解所有髋外旋肌、髂腰肌肌腱、臀大肌股骨附着处及前关节囊。
- 铺巾要确保能在术中根据需要显露股骨髁上区域。

手术步骤

第一步：植入带螺纹的股骨塞

- 在股骨内打压植骨，为了让植骨块可与宿主骨最大面积地接触，要把其中的碎渣及老的骨水泥取出来。只有股骨溶骨区以远2倍皮质直径的骨水泥除外，在没有感染的情况下，这部分骨水泥可以安全地留下来。
- 当取出最后的残留碎片时，就可用股骨髓腔锉。所用的最粗髓腔锉决定了所需股骨塞的大小。
- 相应大小的股骨嵌塞被固定于带螺纹的导针上（图4A），用翻修塞导入器插入用模板预先测量的深度（图4B），然后再取出引导器（图5A），留下导针（图5B）。

手术要点

- 若连于有深度标记导丝上的股骨塞测量的预置深度超过了狭窄部，将不能很好地固定于髓腔。然后，将第二个导针在股骨髓腔外放置相同的深度，经皮穿入2mm的克氏针来顶住塞子。针留在皮外，手术结束时再取出来。

- 若在股骨溶骨区以远的骨水泥固定很好，超过病变股骨皮质直径的2倍，则可将它用做塞。用长钻在骨水泥中心位置钻洞，并应用适合股骨远端最大的打击器打入水泥，最后用带螺纹的导针直接拧入骨水泥。

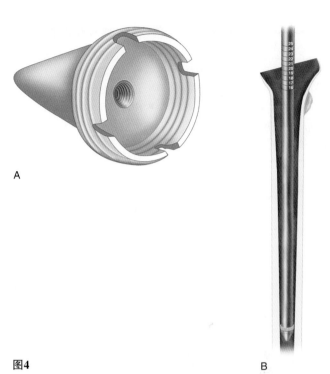

A

B

图4

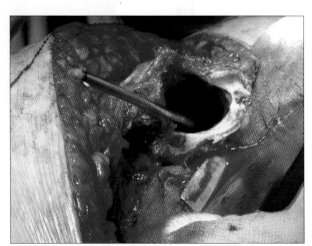

图5　A

B

第二步：测量股骨髓腔的大小

- 股骨近端打击器的大小及偏心距要能通过导棒，确保很容易地放到所需要的位置（图6A和B）。如有任何骨性阻挡，就应当缩小一个型号。

- 用远端打压器打压骨片之前，应要确定每个打压器都应在没有阻挡的情况下到达需要的深度，否则可能引起骨折。选择的远端打压器要比应用的髓腔塞小一个型号，应当可以顺着导针没有任何阻挡的情况下到达股骨塞。抽出打压器2cm，在大转子水平放一个塑料夹，标记要植入的深度。这样就创造出2cm远端骨栓，并降低了栓塞置入过深的风险。

- 逐步更换更大直径的打压器，打入相同的深度（图7A和B）。随后打压骨片，但不要超过这个标记的深度。

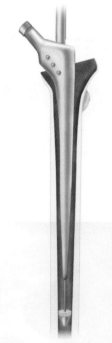

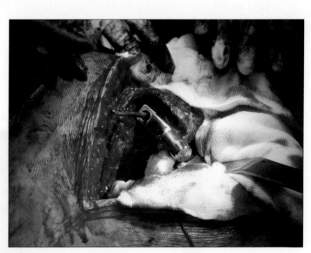

A   B

图6

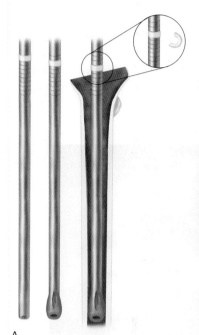

A

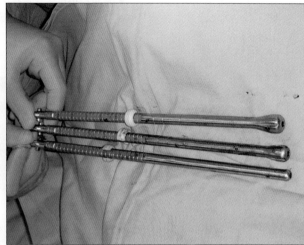

B

图7

第三步：远端打压

- 将2~4mm的松质骨通过终端开口的注射器导入髓腔（图8）。
- 在开始打压颗粒骨之前，要先修复股骨干骨缺损。可应用合适的金属网修复（图9）。
- 用打压器将骨片送到标定的深度（图10）。逐级应用大一型号的打压器使髓腔填满。
- 尽量应用更多骨片打压牢固，直到打压器不能超过远端打压线（图11）。应用试模开始打压。

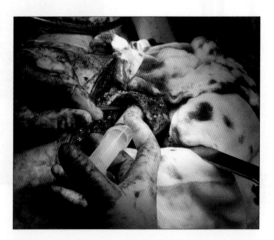

图8

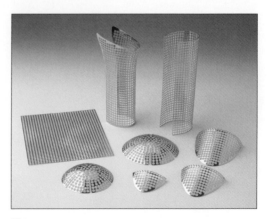

图9

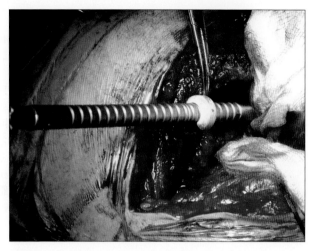

图10

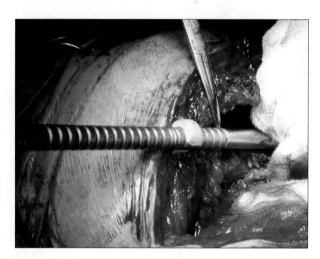

图11

第四步：应用试模打压

- 试模应与最后所用的假体形状相同，但会比假体稍大一些，以便为骨水泥鞘留出空间，用锤子将其敲入打压的骨质，再取出。
- 进一步加入移植骨，用手控远端打压器打压，再置入试模，反复操作，直到试模很牢固，足以用试模来复位。这时可评估肢体的长度及稳定性。试模深度用亚甲蓝标记，以备后用。
- 此时，要评价股骨距部位是否需要重建，若小转子上股骨颈内侧小于1cm及皮质骨无法达到假体上所作下肢长度标记处，一定要进行重建。此时，可应用金属网来修补（图12A和B）。
- 反复打压，直到离股骨距顶或金属网1～2cm处都很牢固为止（图13）。此时，用手拔出打压试模已很困难，只能用打击锤取出。

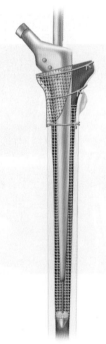

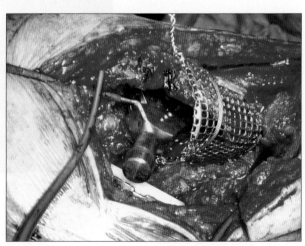

A   B

图12

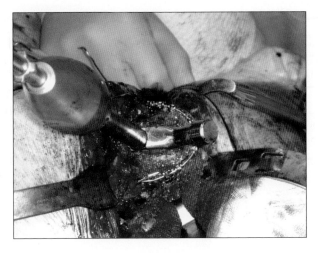

图13

手术要点

- 如果应用试模复位时发现腿太长或复位后太紧，而试模已经很紧，不能用锤子再继续打得更深，则应将其取出，更换小一号的试模。然后，医生可选用小一号的假体或打得更深些，重新置入大一号的假体。

- 确定试模不能用手取出，若能的话，需要进一步打压。

- 在试模复位前不要应用股骨距金属网，否则股骨距不能获得足够的修复或过度修复，以致网与假体接触。只有确定了最终假体位置后，才能重建股骨距。

- 试模没拔除前应用股骨距网可避免过紧及网与假体接触。

- 检查亚甲蓝标记处仍然可辨，常因近端重建而被覆盖，若看不到，则再用试模复位，再标记。

注意事项

- 若髓腔远端股骨距过度充填（即在打压标记线以上），试模就不能达到需要的深度。

- 未能辨认出股骨距或股骨干骨折。若试模感觉到比上次更容易插入，则发生了骨折，一定要确认并应用钢丝捆扎。

- 未能充分重建股骨距，导致股骨假体旋转不稳定。

- 若试模可用手取出，则说明打压植骨不够。

第五步：近端打压植骨

- 这一步可能是手术操作中最重要的一步。可传导负荷到股骨上端，使假体下沉率不多于初次髋关节置换手术时。
- 应用近端打压器及大松质骨块（8～10mm），用锤在试模周围打压坚实，直到打到宿主骨的顶部或股骨距网处（图14A和B）。此时，试模在打压骨内应绝对地旋转稳定。
- 拔出试模2cm，再填些大颗粒骨，再打实，将试模放入正确深度（图15A和B）。
- 将股骨距网进一步捆扎牢。

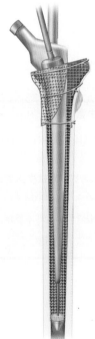

A

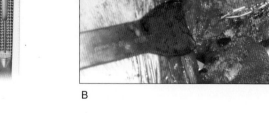

B

图14

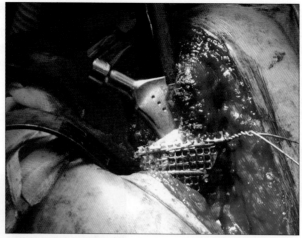

A

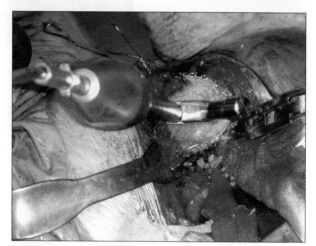

B

图15

股骨翻修：打压植骨

手术要点

● 当调制骨水泥时，试模留在原位，使打压骨保持一定压力，直到最后。尽量减少回弹，并确保足够厚度的骨水泥套。

注意事项

● 当骨水泥黏性还很低时，太早插入柄，血液很容易进入界面，这会是一个严重的错误。

第六步：置入骨水泥及柄

■ 将带螺纹导针从栓塞上拧下并取出。
■ 将吸引管插入试模下，将髓腔远端吸干（图16）。
■ 在骨水泥枪内调制骨水泥，并使用渐细的喷注口。
■ 在即将注入骨水泥前，才取出试模，再插入吸引管。注意图17中新的股骨髓腔。
■ 边退边注射骨水泥，马上取出吸引管。

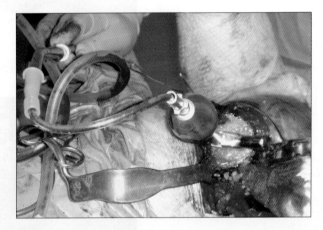

图16

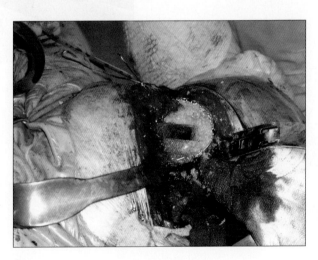

图17

be subject to permanent deformation after operation. The confined compression modulus was found to be low relative to cancellous bone. Designs of prostheses used with impaction grafting must therefore accommodate the viscoelastic and permanent deformations in the graft without causing loosening at the interface.

Halliday BR, English HW, Timperley AJ, Gie GA, Ling RS. Femoral impaction grafting with cement in revision total hip replacement: evolution of the technique and results. J Bone Joint Surg [Br]. 2003;85:809–17.

The results of femoral impaction grafting with a minimum follow-up of 5 years are reported. Two hundred twenty-six hips in 207 patients were studied. At 10 to 11 years, survivorship with reoperation for femoral loosening as the endpoint was 99.1% and that for any femoral reoperation, 90.5%. The incidence of postoperative femoral shaft fractures encouraged the use of longer stems.

Ling RS, Timperley AJ, Linder L. Histology of cancellous impaction grafting in the femur: a case report. J Bone Joint Surg [Br]. 1993;75:693–6.

This post-mortem study reports on the histology of a femur retrieved 3.5 years after impaction femoral bone grafting. Two large femoral defects had been covered with wire mesh to contain the impacted bone. The macroscopic specimen showed that cortical bone had reformed and histology showed that the allograft chips had been replaced by viable cortical bone.

Schreurs BW, Arts C, Verdonschot N, Buma P, Slooff TJ, Gardeniers JW. Femoral component revision with use of impaction bone-grafting and a cemented polished stem. J Bone Joint Surg [Am]. 2005;87:2499–507.

Thirty-three consecutive femoral impaction grafts using a cemented polished Exeter stem were reviewed 8 to 13 years postoperatively. No femoral reconstruction had been re-revised for any reason at a mean of 10.4 years.

Ullmark G, Nilsson O. Impacted corticocancellous allografts: recoil and strength. J Arthroplasty. 1999;14:1019–23.

For this in-vitro study, bone grafts were morcellized to produce chips of two different ranges of sizes. These were impacted with two different impaction forces. There was less subsidence with the bigger type of bone chips and with the harder impacted graft beds.

致 谢

　　笔者在此谨向提供原始插图的Paula Charity女士、提供照片的Sophie Kolowska女士，以及允许将这些插图和照片用于出版的埃克塞特髋关节基金会（Exeter Hip Foundation）致以诚挚的谢意。

19 | 股骨柄翻修：后侧入路

Oliver Keast-Butler 和 James P. Waddell

争议

- 不管以前用何入路，我们常用后入路。

  - 在翻修以前为外侧入路时，后入路可避免进一步损伤愈合不佳的臀中肌和臀小肌（图2）。

  - 允许广泛暴露髋臼。股骨暴露良好可取出假体，而不需股骨或大转子截骨，从而避免截骨后并发症。

  - 在翻修髋关节骨折内固定失败时，用此入路先将髋关节脱位，再取出金属固定物。此入路只需稍延长一点切口。

治疗选择

- 侧方入路。
- 前外侧入路。

手术指征

- 翻修失败的初次全髋关节置换。
- 二期翻修感染的人工髋关节。
- 翻修股骨近端骨折固定失败。

检查/影像学

- 髋及股骨前后位和侧位X线片。
- 术前测量及计划
  - 应用骨水泥，还是非骨水泥柄翻修？
  - 是柄，还是骨水泥松动？若柄或骨水泥松动，即可直接取出。
  - 股骨是否有内翻畸形？
  - 若骨水泥远端存在骨硬化基座，可以用开骨窗，帮助取出。
  - 如取出固定很好的柄，则需行扩展大转子截骨。
  - 要熟悉翻修系统。
  - 如果准备保留髋臼，要确保翻修清单内含有所有假体可匹配的相应股骨头。
  - 为术中可能发生的各种并发症（如骨折）做好准备。

手术解剖

- 见第二部分初次全髋关节置换中"5. 髋关节后侧入路"。
- 为增加暴露范围，股方肌及臀大肌的股骨臀肌粗隆附着处可切开，留置部分软组织连于股骨以便修复。
- 若需行扩展大转子截骨或远端开窗，从肌间隙拉起股外侧肌，可以从髋到膝更广泛地显露股骨。
- 不常规暴露坐骨神经，从后转子间线切开瘢痕组织及假关节囊，将这层组织瓣（坐骨神经留在这层组织内）作为一层向后折叠。

体位

- 患者取侧卧位。
- 前后垫于耻骨及骶骨，固定骨盆。
- 前后垫于胸骨及肩胛骨，固定躯干。
- 用腋窝垫减轻下面上肢的压力。
- 下肢铺巾应允许术中显露整个股骨。

入路/显露

- 做皮肤后纵切口，近端向后弯向髂后上棘。
  - 大转子后1/3在切口中心，可利用旧瘢痕确定位置。
  - 若以前为外侧入路，医生可重新切口或修正老切口（图1）。

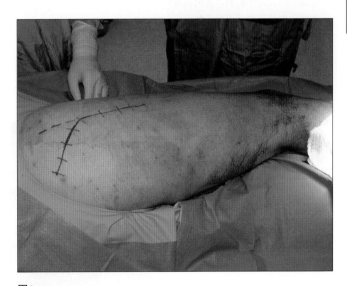

图1

■ 显露筋膜层或臀大肌筋膜，这层结构可能已明显瘢痕化。

   ● 不要形成一个皮瓣或剥离切口。

   ● 切开筋膜或在皮肤切口线上劈开臀大肌（图2）。

   ● 用手指在筋膜下钝性分离，暴露股外侧肌及臀中肌，其常粘连到筋膜层。

■ 内旋股骨，使后方软组织紧张。

■ 将拉钩插入臀中肌，轻柔地牵拉（图3）。

■ 若以前是外侧入路，则翻修时与初次手术一样（图3），切开短外旋肌后，可看到后关节囊（图4）。

■ 若以前是后入路，则可能看不到梨状肌及短外旋肌。此时，从股骨的短外旋肌及关节囊附着处切开这层组织，如短外斜肌已成为难以辨认的瘢痕组织，则近端从臀中肌边缘，远端到股四头肌或臀大肌腱予以切开。

■ 坐骨神经与初次髋置换不同，可摸到但不暴露。

■ 切完后关节囊后，置内旋位，保持组织紧张，即可见股骨头及髋臼假体。保留后方的组织用于以后修复。

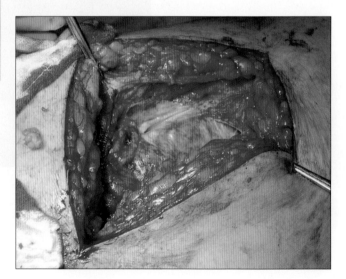

图2

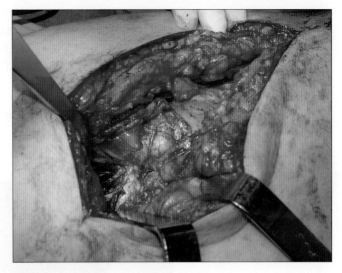

图3

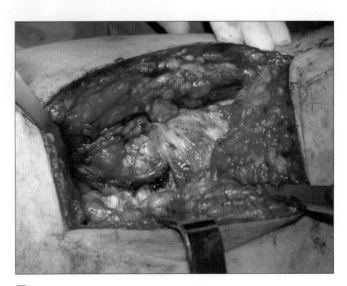

图4

- 将拉钩放于前上方髋臼的上方和下方髋臼的后柱上方。切除下方及上方的瘢痕组织和/或关节囊，前方放一拉钩到髋臼前壁。
- 髋臼暴露后，髋关节直接后脱位（图5）。
- 如有组配式股骨头，则予以取出，并确认股骨头尺寸。
- 将拉钩置于下方股骨颈周围，可以轻松地切除部分颈部瘢痕组织。
- 切除位于股骨与髋臼之间、骨与假体之间的软组织，进一步评价骨缺损及假体稳定情况。

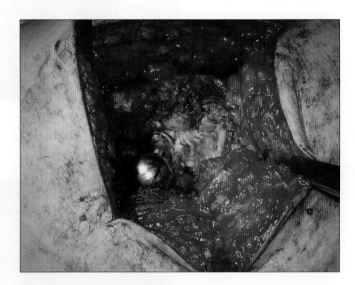

图5

手术步骤

第一步：取出股骨假体

- 髋关节脱位，取出金属头。
- 切除骨与假体界面的软组织。
- 去除假体肩部的骨和（或）骨水泥。
- 取出远端的骨水泥（如果翻修骨水泥假体）。
- 用可曲式骨刀凿开远端骨–假体界面。

手术要点

● 在试图取出假体之前，确保充分暴露假体肩部（图7）。可能需要去除大量骨质，特别是当假体有下沉时（图8A和B）。

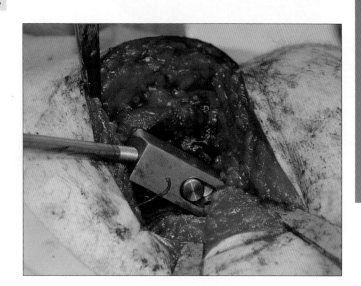

图6

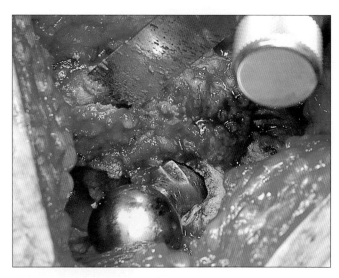

图7

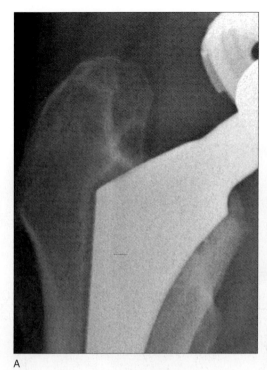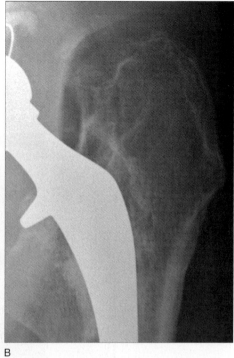

A B

图8

注意事项

● 若近端骨或骨水泥没有完全去除，在取出假体时可能导致大转子骨折（图9A和B）。

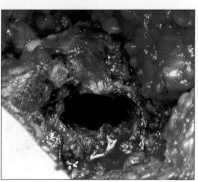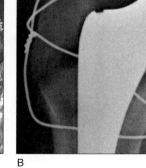

图9 A B

手术要点
● 为防止股骨骨折，股骨应开椭圆形窗，且无切迹。
● 根据需要，窗口可向近端或远端延伸。

第二步：取出骨水泥限制器及远端开窗去除硬化的骨基座

■ 在特定情况下，在股骨侧方骨皮质开窗。

● 虽然近端骨水泥松动，但是骨水泥限制器及附近的骨水泥常常固定得很好（图10A和B）。

● 在非骨水泥柄翻修，柄尖端可能已有骨基座形成，使得远端髓腔难以确认。

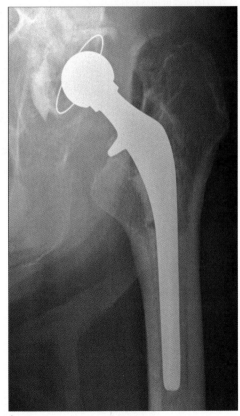

A

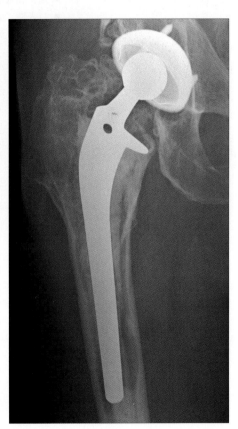

B

图10

- 若假体尖靠近前方股骨皮质（图11），当钻远端髓腔时，可能从前方骨皮质穿出。
- 在骨水泥限制器与远端髓腔相接部位的骨皮质开窗（术前应测量好与大转子的距离）。
- 在所选水平牵开股外侧肌。
- 用高速磨钻切开一个椭圆形窗（10~20）mm（长）×10mm（宽）（小于股骨圆周的1/3），取出骨片，放置一边。
- 从窗口内取出骨水泥碎片及限制器。
- 从窗口内可钻开阻挡物，从近端向髓腔远端扩髓，可见钻头在髓腔内。
- 用钩和其他器械取出骨及骨水泥（图12）。
- 打入柄之前，在窗的远端可预防性环扎钢丝。
- 在直视下试模并置入选定的柄（窗口远端固定柄5cm以上）。

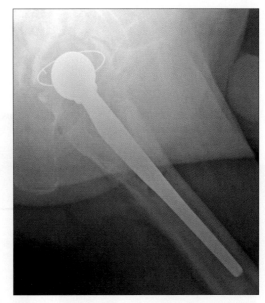

图11

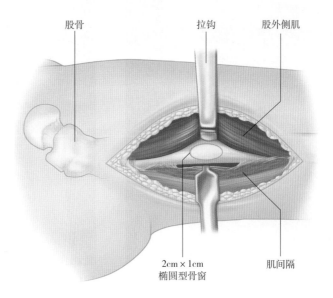

股骨　　　　　拉钩　　股外侧肌

2cm×1cm
椭圆型骨窗　　　　　　　肌间隔

图12

- 将股骨开窗时取出的骨质盖在骨窗上，并用钢丝环扎（图13）。
- 若远端柄固定不满意，可用加强支撑异体骨板（图14）。

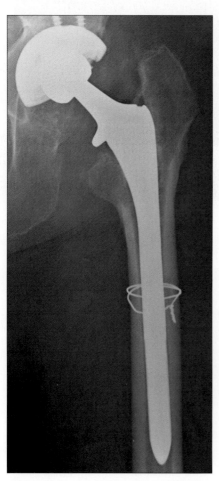

图13

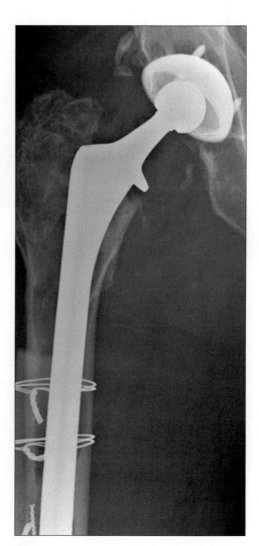

图14

第三步：扩展大转子截骨及取出固定良好的柄

- 根据术前模板决定截骨的长度。
- 应用标准的后入路。延长切口远端到计划截骨的位置（图15）。

手术要点

- 确定股骨干远端足够长，使翻修柄可以压配（最理想在截骨远端有5cm狭部）。
- 环锯很快就过热了，要经常冲洗并取出牙槽内的碎片。
- 当骨干薄弱时，要用异体骨加强支撑。

注意事项

- 若发生骨折，应用异体骨板移植及钢板、钢缆来固定。

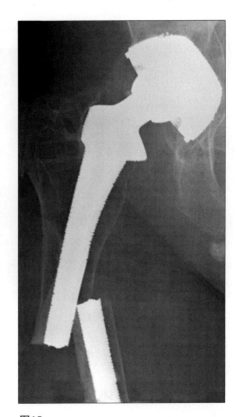

图15

- 切开臀大肌肌腱，从肌间隙向上牵开股外侧肌，留有少许肌袖（图16）。
- 用锯或磨钻锯开股骨外侧骨皮质及大转子（股骨干直径的1/3）。
- 远端截骨转弯可最大限度减少骨折裂缝延伸的危险。
- 用骨刀小心地移开已截去的骨质（图17A和B）。

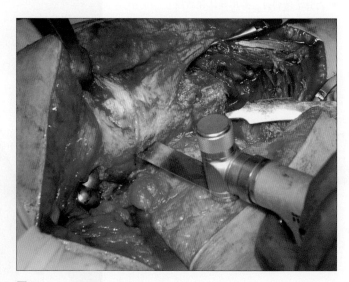

图16

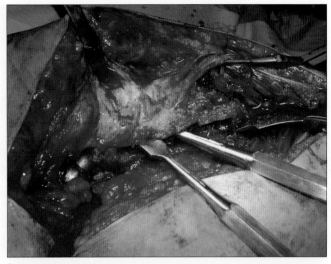

A

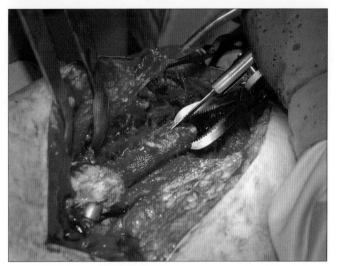

B

图17

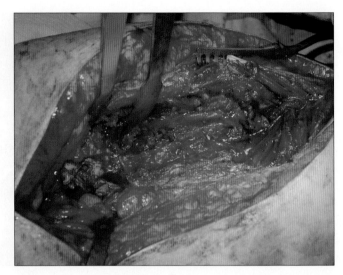

图18

- 虽然很小心，但长期骨质疏松常导致假体取出后皮质骨碎裂（图18）。
- 用弧形骨刀（图19A）及环钻（图19B）取出假体圆柱状组件。

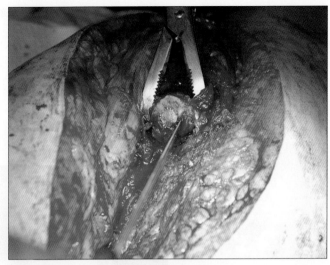

A

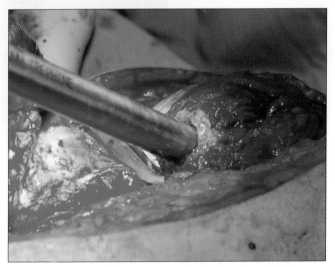

B

图19

■ 一旦向前越过假体尖，则调换钻头，取出环钻时，一般假体即可取下（图20）。

■ 接着，插入选定的柄，钢丝环扎截骨部分（图21）。

■ 用异体支撑骨板重建骨干，并确定柄完全覆盖（图22）。我们常用钢缆固定异体骨板来加强骨干的力量（图23A至C）。

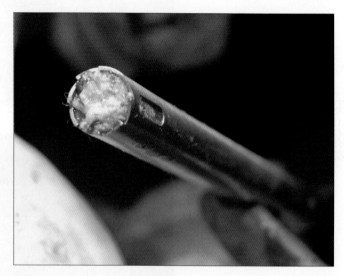

图20

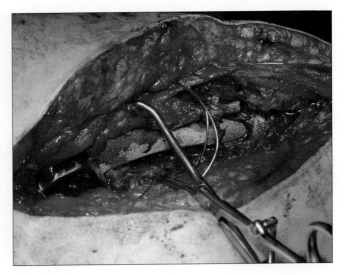

图21

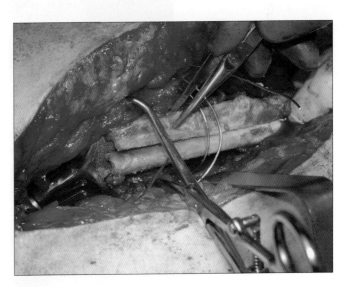

图22

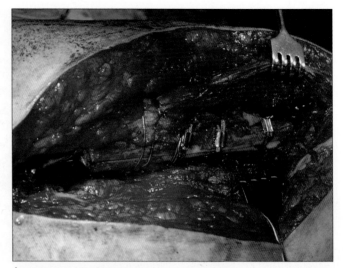

A

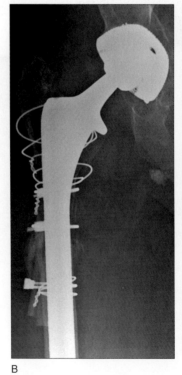

B

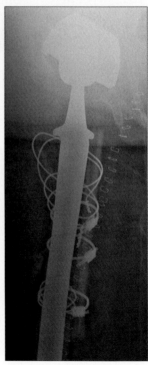

C

图23

第四步：植入选定的假体

- 选用广泛涂层、非组配、远端带凹槽的柄，来增加旋转稳定性。最初设计这种柄是依靠远端固定并越过正常骨质。
- 若柄的长度超过190mm，常需带一定弧度，以预防穿破前方骨皮质。此时需要可曲式磨钻或细柄磨钻（图24）处理股骨前弓弧。
- 在股骨缺损远端，计划有5mm的股骨干压配。
- 应用直手扩钻，序贯扩到最后计划的尺寸（一般比最后要用的柄小1～1.5mm）。若骨皮质质量不太好，应增加钻的直径及柄的型号。

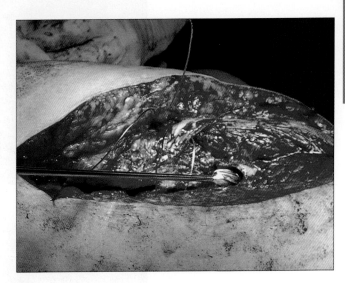

图24

- 植入小一号的假体柄来了解稳定性，最后的试模要比假体稍小一些以便于取出。
- 像初次关节置换一样，检查关节的稳定性。
- 植入选定的假体及股骨头。
- 像行初次髋关节置换术一样，关闭伤口（图25A和B）。但需注意，翻修术后关节脱位的风险比初次要高。

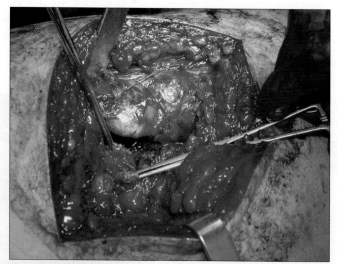

A

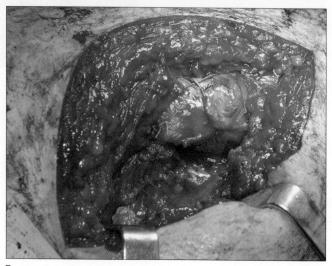

B

图25

手术要点

- 在骨缺损下方预防性环扎钢丝，以预防骨折。

- 在扩展大转子截骨后，可更容易地插入长柄。

- 在完整的股骨，开始时柄前倾90°。在打压过程中，纠正到正常的15°前倾。前倾的测量方法与初次髋置换一样，用大腿和小腿的轴线来确定（图26）。

- 因松动，柄慢慢变得后倾，在股骨距后方造成一个空腔（图27），使得在决定前倾时股骨颈失去了解剖提示作用。在插入选定的柄后，可用一移植骨填充这个空腔（图28）。

- 选用高一些的偏心距来增加髋关节稳定性。

- 若股骨假体无法植入到位，取出后应用大一号钻再扩一次。

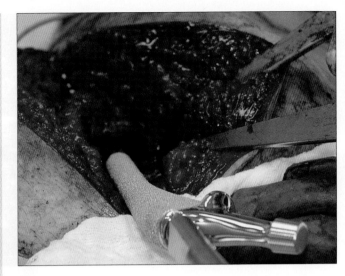

图26

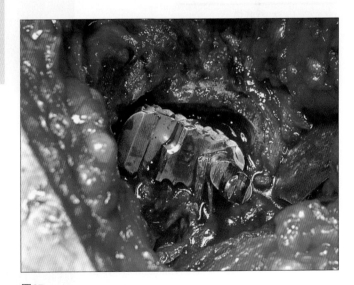

图27

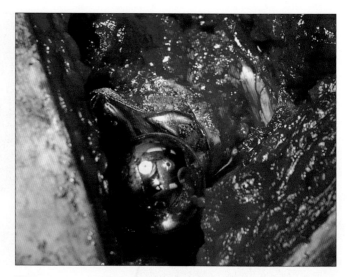

图28

注意事项

● 股骨可能骨折。

  ■ 没有移位的大转子骨折片，可用一根粗钢丝8字形捆扎股骨下方的小转子和臀中肌附着点后方（图29，图25A和B）。

  ■ 移位的大转子骨折需要更牢固的钢缆和钢钉或钢板固定（图30）。

  ■ 股骨干骨折可应用长柄固定或股骨支撑骨板移植/钢板，或联合应用（图31）。

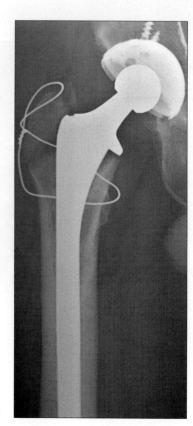

图29

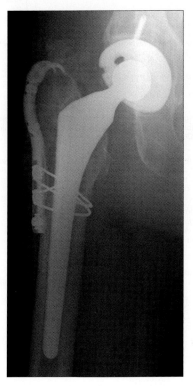

图30

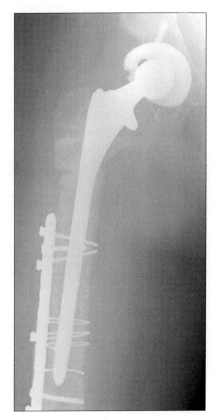

图31

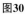

手术要点

● 与初次入路一样，采取预防措施保护瘢痕形成期的髋关节后方修复的组织。

术后处理及预后

■ 负重情况取决于股骨柄固定的情况。
■ 可能发生的并发症有血栓形成及异位骨化。
■ 预防性应用抗生素。

（马金忠　译）

相关文献

Engh CA Jr., Ellis TJ, Koralewicz LM, McAuley JP, Engh CA Sr. Extensively porous-coated femoral revision for severe femoral bone loss: minimum 10-year follow-up. J Arthroplasty. 2002;17:955–60.

Whiteside LA. Major femoral bone loss in revision total hip arthroplasty treated with tapered, porous-coated stems. Clin Orthop Relat Res. 2004;(429):222–6.

Two reports of extensive porous coated femoral stems used in the treatment of severe proximal femoral bone loss report good results for stem survival with revision rates of 2.2% (mean follow-up of 38 months) and 89% survival (at a minimum of ten years).

Meneghini RM, Hallab NJ, Berger RA, Jacobs JJ, Paprosky WG, Rosenberg AG. Stem diameter and rotational stability in revision total hip arthroplasty: a biomechanical analysis. J Orthop Surg. 2006;1:5.

A cadaveric study, measuring implant stability in a model bypassing the proximal femur, concluded that larger diameter stems may offer improved stability where the length of diaphyseal contact was short, and that a minimum of 3–4 cm of diaphyseal contact is desirable in cases of proximal femoral bone deficiency.

Moreland JR, Moreno MA. Cementless femoral revision arthroplasty of the hip: minimum 5 years follow-up. Clin Orthop Relat Res. 2001;(393):194–201.

Paprosky WG, Greidanus NV, Antoniou J. Minimum 10-year-results of extensively porous-coated stems in revision hip arthroplasty. Clin Orthop Relat Res. 1999;(369):230–42.

In reviews of 170 and 137 cases (revised with extensive porous coated femoral prostheses), survivorship was reported as 95% at 10 years and as 93% at a mean of 9.3 year follow-up.